Dr. Eric Pearl
Jillian Fleer

DER DIREKTE WEG ZUR HEILUNG

Dr. Eric Pearl
Jillian Fleer

DER DIREKTE WEG ZUR HEILUNG

Der Schlüssel zum glücklichen und heilen Selbst

MOMANDA

Wichtige Hinweise

— Die im Buch veröffentlichten Empfehlungen wurden von Verfassern und Verlag sorgfältig erarbeitet und geprüft. Eine Garantie kann dennoch nicht übernommen werden. Ebenso ist die Haftung der Verfasser bzw. des Verlages und seiner Beauftragten für Personen-, Sach- und Vermögensschäden ausgeschlossen. Die Empfehlungen ersetzen keine ärztliche Konsultation, und deren Anwendung erfolgt auf eigene Verantwortung der Leserinnen und Leser.
— Der Inhalt dieses Buches gibt die Meinungen der Autoren wieder, die nicht unbedingt mit der Ansicht des Verlages und seines Teams übereinstimmen.
— Die Publikation enthält ggf. Links zu externen Webseiten Dritter, auf deren Inhalte wir keinen Einfluss haben; für diese fremden Inhalte können wir keine Gewähr übernehmen. Rechtswidrige Inhalte waren zum Zeitpunkt dieser Veröffentlichung nicht erkennbar.
— Auch wenn eine gendergerechte Sprache wünschenswert ist, gibt es aus Sicht des Verlages bisher keine befriedigende, gut lesbare Lösung. Der leichteren Lesbarkeit zuliebe haben wir zumeist von der Doppelung männlicher und weiblicher Formen nach dem Muster »der ... oder die ...«, »er bzw. sie« usw. Abstand genommen. Selbstverständlich liegt es uns fern, dadurch jemanden zu benachteiligen.

Aus dem Englischen von
Maria Müller-de Haën

Titel der Originalausgabe:
The Direct Path to Healing.
A Trinity of Energy, Light & Information.

Cardiff, CA: Waterside Productions, www.waterside.com

Deutsche Ausgabe:

www.momandaverlag.de

Lektorat: Gitta Lingen; Satz & Layout: Birgit-Inga Weber
Cover: Guter Punkt, München, unter Verwendung
eines Motivs von © Nataliia Tosun/stock.adobe.com
Foto der Autoren: privat (bearbeitet von Sladjana Radujkovic)
Gesamtherstellung: Bernhard Keller
Druck: CPI Moravia Books – Printed in the EU
ISBN 978-3-95628-064-1

Widmung

In liebevoller Erinnerung an unsere Eltern
Harold und Lois Pearl
sowie Jerry und Sheila Kalish,
die lächeln, lachen
und unsere Zusammenarbeit lieben.
In liebevoller Erinnerung
an unsere geliebte »Mama« Pat Atanas.
An all jene auf diesem Planeten,
die Energy, Light & Information® *anerkennen*
und empfangen und die sich entschieden haben,
dabei zu helfen, die Welt vorzubereiten,
anstatt darauf zu warten,
dass die Welt bereit wird.

»Wenn du sagst,
du weißt nicht, wo du anfangen sollst,
hast du bereits angefangen.«

Rupert Spira

Danksagung

An Gott,
die Liebe,
das Unendliche

Inhalt

Vorwort

»Es wird eine Zeit kommen, in der du glaubst, alles sei zu Ende gebracht; das wird der Anfang sein.«

Louis L'Amour

Im Jahr 2001 wurde bei Hay House ein Buch mit dem Titel *»The Reconnection: Heal Others, Heal Yourself«* veröffentlicht, geschrieben von Dr. Eric Pearl; er beschreibt darin die Entdeckung des *»Reconnective Healing®«*. Das Buch wurde schnell zu einem internationalen Bestseller und ist es bis heute [dt. Ausg.: *»The Reconnection: Heile andere, heile dich selbst«*, KOHA Verlag]. Darin geht es nicht nur um die spannende und unvorhergesehene Entdeckung von *Reconnective Healing*, sondern auch darum, wie es dazu kam und was *Reconnective Healing* ist. Das Buch vermittelt einfaches Basiswissen, wie man es für sich selbst und andere nutzen kann; *Reconnective Healing* wird so klar erläutert, wie es zu jener Zeit verstanden wurde. Es ist ehrlich, genau, überzeugend in seiner Unkompliziertheit und macht *Reconnective Healing* in seiner grundlegenden Philosophie und mit einfachen Anleitungen sehr zugänglich.

Die Wahrheit ändert sich nicht. Unsere Fähigkeit, sie zu kommunizieren und zu vermitteln, ist dagegen eine andere Geschichte.

Es ist nun an der Zeit, die »*Reconnective Healing*-Erfahrung« zu erklären – das Heilen *an sich* zu erklären – und sie auf eine neue Art und Weise noch zugänglicher zu machen, eine Art und Weise, die der heutigen Welt angemessener ist; dazu zählt auch unser wachsendes Verständnis des Universums und unsere Erkenntnis, dass wir alle individuelle Repräsentationen des *einen* Gewahrseins sind, Repräsentationen von *Das-Was-Ist*, egal, welchen Namen wir als Einzelne dafür wählen.

Einleitung

Nichts in diesem Buch – oder in irgendeinem Buch – stellt die Antwort dar.

DU *bist die Antwort.*

Ein neuer Aspekt des Verständnisses auf Basis der Quantenphysik besagt: So unendlich, wie sich das Universum nach außen ausdehnt, dehnt es sich auch nach innen aus. Je tiefer uns die Wissenschaft Einblick gewährt, desto größer wird unsere Einsicht, dass auf der Quantenebene hauptsächlich das existiert, was die Wissenschaft gerne als »leeren Raum« bezeichnet: eine scheinbare Leere des Nichts. Gleichzeitig ist alles im Universum, was jemals war und jemals sein wird, in diesem Raum enthalten, und alles ist über ein Feld jenseits von Raum und Zeit miteinander verbunden. Dieser Raum ist Bewusstsein [engl. *consciousness*] und Gewahrsein [engl. *awareness*]. Allerdings nicht immer so, wie wir uns Bewusstsein und Gewahrsein gedanklich vorstellen. [Nach Auskunft deutschsprachiger Praktizierender wird bei *Reconnective Healing* – und daher auch in diesem Buch – nicht streng zwischen *consciousness* (Bewusstsein) und *awareness* (Gewahrsein bzw. Bewusstheit) unterschieden; sie sind oft austauschbar. (Anm. dt. Red.)]

Es ist diese Kraft (bzw. das *Kraftfeld der Wahrnehmung*), die Leben und Bewusstsein hervorbringt, unsere Körper in Form und Materie zusammenhält und Sonnensystemen, Galaxien, dem Universum, dem Multiversum und allem anderen darüber hinaus Struktur verleiht. Über dieses Feld spricht auch ein höherer Aspekt unserer selbst zu unserem menschlichen Ich, mit der Intention, uns durch diese Einflüsterungen zu einem höheren Grad von Ganzheit, Ausdruck und Sinnhaftigkeit zu führen. Man könnte dies als einen *inneren Ruf* bzw. eine Berufung bezeichnen. Wir bezeichnen es als *Energie, Licht & Information* [engl. *Energy, Light & Information*], die sich in jedem von uns im endlichen Raum und der endlichen Zeit erfahren, bzw. als Empfangen der sogenannten *Reconnective Healing*-Erfahrung.

Ob wir nun auf diese Einflüsterungen hören oder nicht – und selbst wenn wir sie ignorieren: Wir alle empfangen doch solche inneren Rufe zu unterschiedlichen Zeitpunkten in unserem Leben. Manche Menschen vernehmen das Flüstern ihr ganzes Leben lang, für andere ist es ein Donnerschlag.

Reconnective Healing ist *meine* Berufung, und jetzt, da ich es zusammen mit meiner Lebensgefährtin Jillian unterrichte, ist es *unsere* Berufung. Lustigerweise kann eine Berufung auf vielerlei Weise erfolgen – was manchmal körperlich, geistig und/oder emotional anstrengend sein kann; und doch gewinnt man, wenn man dem Ruf folgt, eine andere Art von Kraft und Energie, die aus dem Dienst und der Liebe an sich geboren werden.

Wenn du in etwas so eingeführt wirst, wie wir in *Reconnective Healing* eingeführt wurden, erkennst du, dass deine Berufung Teil eines größeren Plans ist, der darauf abzielt, diese Intelligenz auf unseren Planeten zu bringen. Dies führt zur Evolution der Menschheit, weg von der Anhaftung ans Wissen, zurück zu einem *Allwissen,* das allen Erfahrungen vorausgeht und als die Erfahrung des menschlichen *Lichts* auftaucht, das jeder von uns *ist*.

Wir möchten euch Folgendes wissen lassen: Als die *Reconnective Healing*-Frequenzen erstmals spürbar erfahren werden konnten, öffnete sich buchstäblich ein Portal – nicht sosehr ein *sichtbares* Portal, aber ein *buchstäbliches* Portal, durch das sich in diese Dimension der Höhe, Breite, Tiefe und Zeit eben das modulierte, was wir jetzt als *Energie, Licht & Information* verstehen.

Ich konnte *ES* fühlen*. Ich konnte *ES finden*.

Und *ES* hat *mich* gefunden.

[* Wir werden »*ES*« (engl. »*IT*«) in diesem Buch stets in dieser Form verwenden und darauf verzichten, *ES* zu deklinieren, vor allem um eine Verwechslung mit Formen des *männlichen* Pronomens *(SEIN/SEINE, IHM)* zu vermeiden. (Anm. dt. Red.)]

Was also ist *ES* und wie werden wir *ES* in diesem Buch erklären?

Zunächst einmal sprechen wir von einer Intelligenz, die sich völlig von allem unterscheidet, was wir uns in unserer bisher wahrgenommenen dreidimensionalen Realität vorstellen konnten, einer Realität, die für uns aus Höhe, Breite und Tiefe zusammengesetzt war, was zusammen den Raum bildet, in dem unser Körper-Geist lebt.

Doch um das Jahr 2000 anerkannte die Wissenschaft, was Albert Einstein seit den 1950er-Jahren gesagt hatte, nämlich dass die Zeit die vierte Dimension ist. Allein indem wir *ES* wahrnahmen, haben wir uns aus unserer vierdimensionalen Existenz herausbewegt und sind zu dem geworden, was man heute als »multidimensional« bezeichnet. Eigentlich ist ja alles, was über die Eindimensionalität hinausgeht, multidimensional; doch die Verwendung des Wortes »multidimensional« erkennt den Übergang in die nichtlineare Dimension an und ist zur akzeptierten Bezeichnung geworden (es spricht auch einiges für das Wort »omnidimensional«). Man kann auch durchaus sagen, dass es das Wesen dieser Intelligenz ist, Ordnung, Kohärenz und Ganzheit ins Sein zu bringen – oder anders ausgedrückt: *ES* bringt Ordnung, Kohärenz und Ganzheit an Orte und in Räume, wo vorher Unordnung, Inkohärenz und Getrenntsein herrschten.

ES *wirkt in uns,*
um uns herum,
durch uns
und als uns.
Wir gehen nicht auf ES *zu,*
sondern wir empfangen.
Und wir erfahren das als Empfangen von ES
und die Rückkehr zu ES,
gewissermaßen eine neue Sprache,
das Eintreten in ein stilles Verstehen,
das Auflösen jeglicher Sinneseindrücke.
Frieden.
Deine Erfahrung von ES
ist die Heilung.
Keine Raum-Zeit.
Heilung ist die Erkenntnis, dass wir Ganzheit sind.
Immer ganz.
Eine Entität, eine Einheit, ein Seiendes.
»Reconnected«, *wieder verbunden.*
Nicht mehr abhängig von der Illusion des
»getrennten Ichs«,
sondern unser Ziel, unser Sinn und Zweck ist
die Ganzheit
als Einheit,
und nichts weniger als dieses Empfangen
definiert uns.

Das ist die *Reconnective Healing*-Erfahrung.

Bevor du weiterliest …

Schreibe vor dem Weiterlesen alles auf, was du über Heilung fühlst, glaubst, weißt oder zu wissen glaubst: deine Gedanken, Meinungen, Ideen, Konzepte, angstbedingten Hemmungen und aufregenden Vorstöße.

Nimm dir bei der Lektüre dieses Buches und auch später, wenn du das Buch erneut liest, diese Aufzeichnungen vor, sooft du magst.

Lebe ein bisschen – schreibe mit Tinte! Du kannst das Geschriebene nach Belieben ergänzen, aber bitte lösche nichts! Falls etwas von dem, was du aufgeschrieben hast, nicht mehr zutrifft und du es durchstreichen willst, dann tue das mit einem einzigen Strich, damit du es weiterhin noch einmal lesen und sehen kannst, wo du einmal warst.

Wie du feststellen wirst, wirst du deine Aufzeichnungen nicht nur einmal erneut zur Hand nehmen, sowohl während der Lektüre dieses Buches als auch danach, um deine Fortschritte zu verfolgen. Du wirst zugleich feststellen, dass dies ein wunderbarer Reiseführer durch deine persönliche Entwicklungsreise ist. Und dass du ein integraler Bestandteil eines umfassenden Prozesses bist.

1.

DAS GESCHENK DES HEILERS

»Wir sind … ein integraler Bestandteil der Welt,
die wir wahrnehmen;
wir sind keine außenstehenden Beobachter,
sondern befinden uns in dieser Welt.
Wir betrachten sie von innen heraus.
Wir bestehen aus denselben Atomen und denselben Lichtsignalen, die zwischen Kieferbäumen in den Bergen und Sternen in den Galaxien ausgetauscht werden.«

Carlo Rovelli

Und dann kam Jered …

Geburtstags-, Weihnachts- und Hochzeitsgeschenke sind normalerweise Überraschungen. Deshalb verpacken wir sie in Geschenkpapier, bevor wir sie überreichen. Und es ist ja wohl so: Am aufregendsten ist das Öffnen des Ge-

schenkpäckchens – ob wir es nun sorgsam auswickeln, um das Geschenkpapier aufzubewahren (obwohl wir es – unter uns gesagt – doch nie wieder benutzen werden), oder das Geschenkband und das Papier so schnell herunterreißen, als würden die Geschenke, die noch aufs Auspacken warten, einfach verschwinden, wenn du dieses hier nicht schnell genug öffnest.

Auch Heilungen sind Überraschungen. Das Geschenkpapier stammt vielleicht nicht aus dem Kaufhaus, und der Inhalt wurde nicht aus einer Wunschliste ausgewählt, doch das Enthüllen des Geschenks geschieht in einem ganz eigenen Tempo und Rhythmus. Du kannst es nicht beschleunigen und hast keine Ahnung, was in dem Geschenkpäckchen steckt. Oft kann man nicht einmal herausfinden, wie das Geschenk überhaupt in die Verpackung passt.

So war das auch bei Jered …

Jered war erst vier Jahre alt, als seine Mutter ihn zu mir brachte – mit Knieschienen, die es nicht mehr schafften, ihn aufrecht zu halten, und Augen, die in zwei Richtungen blickten und sich doch auf nichts fokussieren konnten. Aus seinem Mund kamen keine Worte mehr, aber jede Menge Speichel floss aus dieser Leere. Jereds Licht bestand nur noch aus einem leeren Ausdruck, mit kaum noch einem Funken des schönen Wesens, das in ihm lebte.

Jered litt unter einem Verlust der Myelinschicht im Gehirn, in der Nervenimpulse weitergeleitet werden; folglich hatte er täglich etwa fünfzig große epileptische Anfälle. Durch Medikamente konnte diese Zahl auf etwa sechzehn pro Tag reduziert werden.

Während er bewegungs- und fast ausdruckslos auf der Behandlungsliege lag, erklärte seine Mutter, dass sie im Lauf des letzten Jahres hilflos mit ansehen musste, wie sich sein Zustand rapide verschlechterte. Bei unserem ersten Treffen war er nicht mehr das Kind, das sie kannte, sondern »eine

Amöbe« – das war die einzige Art, wie sie ihn beschreiben konnte.

Schon während der ersten Sitzung spürte es Jered, wenn ich meine Hand links an seinen Kopf brachte, und streckte seine Hand danach aus. »Schauen Sie nur, er weiß, wo Ihre Hand ist! Er streckt seine Hand danach aus. Das macht er sonst nie«, sagte seine Mutter überrascht und hoffnungsvoll. Sie atmete tief ein und fügte hinzu: »An der Stelle fehlt die Myelinschicht.«

Jered wurde so aktiv, dass sich seine Mutter gegen Ende der Sitzung zu ihm auf die Liege setzen musste, seine Hand sanft hielt und ihn mit Kinderliedern beruhigte, wie es nur eine Mutter kann. Ihr gemeinsames Lieblingslied war »Twinkle, Twinkle, Litte Star«.

An jenem Tag, als Jered seine erste Sitzung hatte, hörten seine heftigen körperlichen Anfälle auf, und zwar komplett.

In der zweiten Sitzung griff Jered nach Türklinken und drehte daran. Seine Sehkraft verbesserte sich, und er konnte sich nun auf Gegenstände fokussieren. Auf dem Weg aus der Praxis deutete er auf ein Blumenarrangement in unserem Empfangsbereich. »Blumen«, sagte er und lächelte. Im Zimmer blieb kein Auge trocken.

An diesem Abend wurde Jered dabei erwischt, wie er mit einem Talkmaster in einer Fernsehspielshow die Buchstaben des Alphabets aufsagte. Und bevor er einschlief, blickte der ehemals sprachlose Knirps zu seiner Mutter auf und sagte: »Mama, sing mir was vor!«

Fünf Wochen später war Jered wieder in der Vorschule. Auf dem Spielplatz. Und er fing Bälle.

(Überarbeiteter Auszug aus einer Geschichte, die Eric für das von Arielle Ford zusammengestellte Buch »*Hot Chocolate for the Mystical Soul*« schrieb.)

Das Geschenk, als Katalysator zur *Reconnective Healing*-Erfahrung geladen zu werden, besteht im Miterleben, im Verschwinden des Andersseins, in der Entdeckung der unendlichen und ewigen Liebe, die wir sind. Und ab und zu in der Gelegenheit, am helllichten Tag »Twinkle, Twinkle, Little Star« zu singen.

In der heutigen Kultur scheint es ein Stigma rund um Heilung zu geben, besonders hinsichtlich der sogenannten *Heiler* und der *Macht, die wir ihnen bewusst oder unbewusst geben.* Diese Macht, die wir ihnen überlassen, ist *unsere eigene, uns innewohnende Macht.* Wenn wir hören, dass jemand ein Heiler oder eine Heilerin ist, gehen wir oft automatisch davon aus, dass diese Person ganz besondere, höchst außergewöhnliche Eigenschaften besitzt oder von Gott gesalbt und mit übernatürlichen Kräften ausgestattet wurde.

Bei dieser Vorstellung entsteht aus unserer Sicht automatisch die Illusion, der Heiler oder die Heilerin sei »mehr«, sodass wir selbst bei diesem Vergleich weniger Anerkennung verdienen. Das führt nur dazu, dass wir uns einbilden, es gäbe eine Kluft zwischen uns und Gott oder – eher agnostisch ausgedrückt – der »Ersten Ursache«, wie Philosophen und Theologen von Aristoteles über den Heiligen Thomas von Aquin bis hin zu Immanuel Kant es bezeichnet haben.

Die Geschichte der Menschheit ist die Weiterentwicklung unserer Ideen bzw. Vorstellungen, und Ideen entstehen an der Schnittstelle zwischen unserem Bewusstsein und der Außenwelt. Zu den ältesten Vorstellungen unserer Vorfahren gehörte die Überzeugung, dass sie mehr als nur ein Körper waren und dass sie, wenn sie sich nach dem Tod von ihrem Körper lösten, zu Geistwesen wurden, die die Macht hatten, alle Dinge zu bewohnen, von Gegenständen über Orte bis hin zu Lebewesen. Dieser Glaube wird als »Animismus« bezeichnet; er besagt, dass alle Objekte und Wesen, ob Mensch oder nicht, eine spirituelle Essenz oder »Seele« haben. Der Begriff

»Animismus« kommt aus dem Lateinischen und bedeutet wörtlich übersetzt »Atem, Geist und Leben«. Nach Meinung mancher Wissenschaftler ist der Animismus wahrscheinlich die früheste Bekundung der Menschheit von etwas, was man als »Religion« bezeichnen könnte.

1989 wurde in Israel am Südwestufer des Sees Genezareth, dem Kinneret-See, in der Nähe der Stadt Tiberias die Fundstätte Ohalo II entdeckt. Sie lieferte den Beweis, dass wir Menschen vor etwa 23.000 Jahren unsere Speere gegen Pflüge eintauschten und uns von Jägern und Sammlern in Bauern verwandelten. Dieser Übergang führte zu den bedeutendsten Entwicklungen in der Geschichte der Menschheit. Als sich eine landwirtschaftlich geprägte Gesellschaft zu entwickeln begann, unter anderem auch die Domestizierung von Tieren, entfernte sich die Menschheit immer weiter von der Vorstellung, dass wir alle miteinander verbunden sind. Anstatt ein untrennbarer Teil der Erde zu sein, beanspruchte die Menschheit nun die Herrschaft über sie. Und als die nomadische Lebensweise den Gesellschaften wich, entstanden organisierte Religionen.

Ursprünglich sollten diese Religionen uns helfen, unseren Platz in der Welt und im Universum zu verstehen; doch manchmal schufen sie auch Hierarchien, um ihre Macht zu erhalten. Und so wich nach vielen Jahrtausenden die Vorstellung des Animismus, die besagt, dass es keinen Unterschied zwischen der spirituellen und der physischen Welt gibt, der Vorstellung, Gott sei etwas von uns Getrenntes bzw. etwas außerhalb von uns.

Die Gesellschaft wurde also umstrukturiert, Hierarchien wurden gebildet. Wie sollte ein einfacher Mensch da Zugang zu Gott bekommen? Nun, wenn man einen besseren Zugang zu Gott haben wollte, ging man am besten zu seinem Priester, seiner Priesterin, seinem Schamanen, seinem heiligen Mann oder seiner heiligen Frau.

Die Vorstellungen der Menschen entwickeln sich gemäß unseren wissenschaftlichen Entdeckungen weiter, werden umgestaltet und der modernen Welt angepasst, und genau das Gleiche geschieht auch mit vielen Irrtümern. Mit dem Aufkommen der Quantenphysik und anderer wissenschaftlicher Erkenntnisse, die beweisen, dass wir alle durch ein Informationsfeld miteinander verbunden sind, ist die Vorstellung von Gott als etwas von uns Getrenntes auf einmal ziemlich veraltet. Stattdessen setzt sich immer mehr die Erkenntnis durch, *dass Gott in uns ist und wir Gott sind.*

Nebenbei bemerkt: Das Wort »Gott« ist für manche sehr zwiespältig; du kannst es gerne durch »Quelle«, »Energie«, »Einheitsfeld« oder auch durch »Baklava«, »Tulpe«, »Regenschirm«, »Lutefisk« oder sonst etwas ersetzen. Im Prinzip ist es eine Bezeichnung für *Das-Was-Ist,* und deshalb ist es schwer zu verstehen, warum so viele Menschen immer noch Kriege im Namen dieses Wortes führen.

Ob du nun religiös bist oder keine Religion ausübst, ist nicht der Punkt; auch nicht, ob du an Gott glaubst oder Atheist bist. Vielmehr geht es darum, dass die Menschheit – so wie sie die Vorstellung wiederentdeckt, dass wir nicht von Gott getrennt sind – auch die Vorstellung hinter sich lässt, nur jemand, der speziell als Heiler oder Heilerin bezeichnet wird und dem man eine besondere, seltene oder einzigartige Eigenschaft zuschreibt, könne Heilung weitergeben.

Diese neue Sichtweise bedeutet, dass Heiler-Sein und Heilung nicht von uns getrennt sind. *Wir sind sowohl der Heiler als auch die Heilung.* Und somit heilen wir nicht nur andere, sondern auch uns selbst und die Welt. Damit bringen wir Licht in uns, in andere und in die Welt. Das macht jeden zu etwas Besonderem, und dadurch ist eben niemand etwas Besonderes!

So kann das Übernatürliche als das erkannt werden, was es eigentlich schon immer war: über-natürlich. Und das Außergewöhnliche kann nun als das erkannt werden, was es schon immer war: außer-gewöhnlich. Und wir alle können endlich einfach *real, echt, wahrhaftig* werden.

Jeder ist etwas Besonderes und niemand ist etwas Besonderes

Reconnective Healing ist weder eine Religion noch gehört es einer bestimmten Religion an. *Reconnective Healing* respektiert alle Religionen und erkennt an, dass in allen Schriften der vielen spirituellen Wege dieser Welt große Wahrheiten zu finden sind. Je nachdem, auf welche Übersetzung des Neuen Testaments du dich beziehst, steht zum Beispiel in Johannes 14,12: »Wer an mich glaubt, der wird die Werke auch tun, die ich tue, und wird größere als diese tun« (Lutherbibel 2017). Oder: »Wer an mich glaubt, wird die Werke, die ich vollbringe, auch vollbringen und er wird noch größere als diese vollbringen« (Einheitsübersetzung). Oder: »Wer im Glauben mit mir verbunden bleibt, wird die gleichen Taten vollbringen, die ich tue. Ja, er wird noch größere Taten vollbringen« (Gute Nachricht Bibel). Diese Lehren finden sich in jeder Übersetzung. Für viele Menschen ist es eine Herausforderung, diese Aussage zu akzeptieren. Abgesehen davon, dass dich der Gedanke, das Gleiche zu tun wie Jesus, ohnehin einschüchtert, versuchen dann auch noch viele andere Menschen, dich von dieser Idee völlig abzubringen. Und das oft im Namen der Person, die diese Worte selbst gesprochen hat: Jesus! Die meisten Menschen wissen nicht, dass wir viel mächtiger sind, als wir uns vorstellen.

Marianne Williamson, eine der großen spirituellen Lehrerinnen unserer Zeit, formulierte es so: *»Unsere tiefste Angst* *ist nicht, dass wir unzulänglich sind. Unsere tiefste Angst ist, dass wir unermesslich machtvoll sind. Es ist unser Licht, das wir fürchten, nicht unsere Dunkelheit.«*

Manche Menschen fürchten sich so sehr davor, über die Maßen mächtig zu sein, wie Marianne und andere uns sagen, dass sie es nicht einmal wagen, die Bedeutung dieser Lehren zu erforschen. Genau diese Menschen fühlen sich oft unzulänglich, wenn sie sehen, wie du dein Potenzial auslebst, weil sie sich selbst nicht in der Lage sehen, ihr eigenes Potenzial auszuschöpfen, und befürchten, sie würden es vielleicht nie schaffen. Das ist der Preis für ein Leben, in dem es um Vergleich und Urteil geht. Anstatt etwas zu riskieren und zu versuchen, selbst erfolgreich zu sein, greifen sie zur Diskreditierung oder Herabwürdigung der Erfolgreichen.

Dieses auf Angst basierende, passiv-aggressive – manchmal auch aktiv-aggressive – Mobbing wird als »Tall-Poppy-Syndrom« bezeichnet, was kurz gesagt so viel heißt wie: Sei nicht die größte Mohnblume, sonst wirst du um einen Kopf kleiner gemacht, um dich an den Durchschnitt anzupassen.

Hier sind wir gefordert, die Angst zu überwinden und in der Liebe zu leben – in unserem *Licht* zu leben, nicht in unserer Dunkelheit. Das läuft letztendlich auf die Frage nach der *Würdigkeit* hinaus.

Die *Reconnective Healing*-Erfahrung bietet gleiche Bedingungen für alle: Jeder und jede ist die Person, die befreit, gesalbt und mit der Fähigkeit ausgestattet ist zu heilen, also eine so große Mohnblume zu sein, wie man es selbst sein möchte. Das ist das wahre Wesen der Heilung. Alles andere ist schlicht und einfach Affektiertheit. Denn die Heilung liegt nicht außerhalb von uns, sondern *in* uns, und wenn wir uns dafür öffnen, der Katalysator zu sein, werden wir zur Heilung. Der Heiler in jedem von uns ist der wahre Teil unserer Natur, der zugleich vor unserer physischen Menschlichkeit und jenseits davon existiert. Mit anderen Worten: Jeder

Mensch besitzt die Macht, ein Heiler zu sein, auch wenn es weniger eine Macht als vielmehr ein unveräußerliches Recht unserer wahren Essenz und Entwicklung ist.

Der Paradigmenwechsel besteht darin, dass wir uns nicht auf die Ganzheit zubewegen, sondern bereits die Ganzheit *sind* und Heilungen in dieser Erkenntnis und Bewusstheit stattfinden. Wir müssen uns nur darauf einlassen. Vielleicht haben wir uns von dieser grundlegenden Wahrheit entfernt, aber in diesem Moment der Geschichte geht es darum, dieses Wissen zurückzuerlangen. Beim *Reconnective Healing* gibt es eben keine Hierarchie und keine »auserwählte« Person, deshalb geht es um unsere Erkenntnis und die Gesamtheit unserer Erfahrungen und Entscheidungen, und in allen gibt es Ebenen der Verantwortlichkeit (engl. *accountability*).

Die Weiterentwicklung der Menschheit liegt in unserer Verantwortung dafür, unsere Rolle als Heiler und Heilerin für uns selbst, für andere und für den Planeten anzunehmen. Wohlgemerkt, wir sprechen von »Verantwortung« bzw. »Verantwortlichkeit« (engl. *accountability*), nicht von »Zuständigkeit« (engl. *responsibility*). Das ist ein wichtiger Unterschied. Der Hauptunterschied liegt darin, dass viele zuständig sein können, während nur eine Person verantwortlich ist; das bedeutet, dass diese Person für etwas zuständig ist UND dafür geradestehen muss. [Im Rahmen zum Beispiel einer Unternehmens- bzw. Projektorganisation können viele »Macher« für die Durchführung verantwortlich *(responsible)* sein; manche sprechen hier von »Umsetzungsverantwortung«. Dagegen ist der »oberste Entscheider« letztlich verantwortlich *(accountable)* im Sinne von »genehmigen« und »unterschreiben«; diese Person hat – verkürzt gesagt – die »Ergebnisverantwortung«, Rechenschaftspflicht und Haftung. (Anm. dt. Red.)]

Es geht also darum, dass das Leben, das du aus der Perspektive des Wissens um deine wahre Natur lebst, ein Geschenk ist, für das du verantwortlich bist, und die Verantwortung für dein Leben macht dich verantwortlich für das Leben aller. Das ist das Geschenk des wahren Einsseins, der Heilung und des Fortschritts im Leben.

Wenn ein Gedanke auftaucht, frage dich achtsam: »Woher kommt dieser Gedanke?« Dann wirst du erkennen, dass die Gedanken nicht von außen in dein Bewusstsein dringen. Es gibt kein Außen. Keine Grenze oder Einschränkung. Es gibt nur die Gesamtheit dessen, wer wir sind – das Bewusstsein der Quelle, das sich in der physischen Verkörperung manifestiert.

Manche Menschen sind ihr ganzes Leben lang die Verkörperung des Heilers. Sie übernehmen die Verantwortung für alle Aspekte ihres Lebens und erkennen, dass das Leben ein Geschenk ist und eine Entwicklung durchläuft, dass Erfahrungen Wegweiser sind, dass sie etwas verändern und bewirken können, dass ihre Entscheidungen im gegenwärtigen Moment den Weg für zukünftige Ereignisse ebnen und dass sie allein durch ihre Anwesenheit Heiler oder Heilerinnen sind.

Andere übernehmen nicht einmal die Verantwortung dafür, dass sie existieren. Sie erkennen weder an noch haben sie die Geistesgegenwart, zu erkennen, dass das, was in ihrem Leben passiert, Teil einer viel größeren Kette von Wechselwirkungen ist. Sie suchen nach Dingen im Außen, um ihre innere Leere zu füllen, anstatt darauf zu achten, was diese innere Leere wirklich braucht, um gefüllt zu werden.

Wenn wir dieses Beispiel auf seine einfachsten Elemente reduzieren, kann es für den denkenden Verstand nur zwei Paradigmen geben: Wir leben in einem zusammenhängenden Universum, wo alles miteinander verbunden ist; oder wir leben in einem Universum, in dem alles voneinander getrennt ist, in einem unverbundenen Universum, in dem alles zufällig und willkürlich ist.

Das eine Paradigma erkennt an, dass der Mensch für sein Leben und seine Heilung verantwortlich ist, ebenso für die Heilung des Planeten und aller Menschen, die auf ihm leben, das andere nicht. Das eine ist eine Wir-Welt und das andere eine Ich-Welt.

In welcher Welt würdest du lieber leben? Wir vermuten, wenn du das hier liest, in der ersteren.

Die Einfachheit im Heilen

*»Etwas ist elegant, wenn es beides zugleich ist:
ungewöhnlich einfach
und überraschend stark und machtvoll.«*

Matthew E. May

Beim Heilen ist die Einfachheit eine Chance, wobei man nicht das Gefühl hat oder die Notwendigkeit verspürt, Verstärkungen oder Verbesserungen einzuführen oder Schutzmaßnahmen zu ergreifen. Heiler wirken in der Gegenwart und brauchen nichts Zusätzliches bzw. keine Erweiterungen. Sie erkennen, dass eben durch solche beabsichtigten Verbesserungen und Schutzmaßnahmen die Heilung eingeschränkt wird oder möglicherweise ganz unterbunden wird.

Beim *Reconnective Healing* sind weder Rituale oder Techniken noch Heilwerkzeuge, Schmuckstücke, Schutzmaßnahmen, Absichten, Visualisierungen oder auswendig Gelerntes usw. nötig. So etwas überdeckt lediglich die Reinheit der Heilerin oder des Heilers, die sich offenbart, wenn wir unser Vertrauen in diese Äußerlichkeiten aufgeben; sie kommt zum Vorschein, wenn alles andere wegfällt und der innere Kompass des Wissens, der Authentizität und der Wahrheit in dir aufsteigt und dich wirklich erkennen lässt, dass du genug bist. Du existierst, du beobachtest, du bezeugst, du löst das

Anderssein auf. Du erkennst, dass du empfängst, und dadurch inspirierst du als Katalysator beim Empfänger der Heilung das unendliche Potenzial des Bewusstseins, während du gleichzeitig dein eigenes Potenzial erkennst.

Empfange! Du brauchst nicht zu versuchen, Heilung auszusenden – empfange die Heilung einfach! Schon der Gedanke bzw. der Versuch, Heilung zu senden, erzeugt ein Konzept der Distanz, ein falsches Gefühl des Getrenntseins bzw. der Spaltung, das im besten Fall die Heilung verwässert und weiter verschleiert und dich gleichzeitig in ein Anderssein stürzt, das auf einer sehr niedrigen Ebene, meist nicht einmal bewusst wahrgenommen, ein Gefühl von Traurigkeit und Angst hervorruft. Unterschwellig sucht es daher nach einer vorübergehenden Befriedigung, indem es das Ego durch Rituale, Schutzmaßnahmen und Verfassungen beruhigt, die den Kreislauf von noch mehr Gefühlen des Getrenntseins, noch mehr Angst und noch mehr Verlangen nach Beruhigung weiter verstärken.

Durch das Empfangen machst du den Schritt ins Einssein, in deine eigene Verwandlung und Vertrautheit als die reine Empfindung der unendlichen Intelligenz; sie löst den Inhalt der Erfahrung auf, der die Vollkommenheit deines Einsseins, deiner Verwandlung, ja dich verhüllt. Hier bist du ein Empfängergerät, eine Art Bluetooth, das als Intelligenz der Quelle gekoppelt werden kann und zur Verfügung steht, um sich mit einem anderen zu verbinden und das Anderssein aufzulösen. Du wirst zum Teilnehmer und Vermittler von Heilung und ermöglichst es jedem, in seine eigene Heilungsgleichung einzutreten, die perfekt auf ihn zugeschnitten ist. Und so werdet ihr beide in die wahre Kunst des Empfangens eingeführt, ohne senden zu müssen, in das Einssein, ohne ein Anderssein zu erschaffen, in die Liebe, ohne die leere Illusion von Angst und Getrenntsein. Das bedeutet es, ein Heiler oder eine Heilerin zu sein. Das ist die *Reconnective Healing*-Erfahrung.

Was macht Einfachheit so komplex?

Per definitionem bedeutet »Komplexität«, dass etwas schwer verständlich oder schwer zu begreifen ist. Warum also ist die Einfachheit etwas scheinbar so Komplexes und schwierig zu Erreichendes? Weil dabei meistens Elemente reduziert werden, an die wir uns gewöhnt haben, Inhalte, die wir angeblich brauchen, die aber nie gebraucht wurden. Es handelte sich dabei um das, was andere als notwendig erachteten, um ihre abergläubischen Überzeugungen und Anhaftungen, denen wir aus verschiedenen Gründen auf den Leim gingen und die uns ein falsches Gefühl von Bequemlichkeit und Sicherheit vermittelten. Und wegen dieser Anhaftungen haben wir einfach Angst vor dem, was wir meinen, aufgeben zu müssen, um das zu erreichen, was einfach *ist*.

Sind wir jedoch bereit, unsere Anhaftungen an bestimmte Ideen und Dinge aufzugeben, von denen wir glauben, dass sie uns Sicherheit und Geborgenheit schenken – Dinge, die sich vertraut anfühlen oder die wir für maßgebend oder richtig halten , könnten in dem Raum, der dann nicht mehr von diesen Anhaftungen »belegt« ist, neue Ideen, Konzepte und Energien fließen. In Wirklichkeit gewinnen wir so viel dazu und geben dafür sehr wenig auf, wenn überhaupt etwas.

Es geht darum, bereit zu sein, die Illusion aufzugeben, etwas außerhalb von uns zu brauchen, um Heilung zu bewirken. Könnte diese Illusion ein Irrweg sein, ein Spuk, ein Hirngespinst, etwas, hinter dem wir uns verstecken, weil wir eigentlich Angst vor dem Potenzial unserer angeborenen göttlichen Kraft haben, sowohl uns selbst zu heilen als auch Heiler für andere zu sein?

Im Kern von *Reconnective Healing* ist Einfachheit ein Loslassen unserer Anhaftung an Techniken, einschließlich der Techniken, die unseren vielen bekannten Modalitäten innewohnen, ein Loslassen unserer Hoffnungen und unseres Glaubens an externe Objekte, die uns besondere Kräfte, Schutz, irgendetwas Besonderes, oder, wagen wir es zu sagen, irgendetwas verleihen, durch das wir, wie wir glauben, »mehr« werden.

Wenn all das wegfällt, bleibt nur noch unsere Gemeinschaft mit dem *ES*. Mit der Leitung, die in uns, in dir, dem Entdecker, Prozessbegleiter/Heiler, das Empfangen entfacht. Dadurch wirst du zum neu inspirierten Katalysator für Heilung. Alles andere ist nur Wirrwarr und Illusion und verdunkelt die Schönheit und Einfachheit des »Vorher-Jenseits«*, der »formlosen Präsenz, die vor der Erfahrung existiert und über sie hinausgeht«, der Quelle, der Wahrheit, der Freiheit, der Liebe und der allgegenwärtigen Präsenz, die du bist. [* Die Autoren nennen es *»Before-Beyond«*; es wird hier mit »Vorher-Jenseits« übersetzt. (Anm. dt. Red.)]

Präsenz ist der Schlüssel, weil sie sich mit der Zeitlosigkeit kreuzt, was zugleich ein scheinbares Paradoxon ist; eine Umkehrung unseres Verständnisses, gelinde gesagt ein kleines Rätsel für viele.

Was in diesem Raum wegfällt,
ist die Ablenkung,
was bleibt, ist die Anziehungskraft.
Was wegfällt, ist das Äußere,
was bleibt, ist das Innere.
Was wegfällt, ist das Zeitliche,
was bleibt, ist das Ewige.
Was wegfällt, ist die Illusion,
was bleibt, ist die Wirklichkeit.
Was wegfällt, ist die Lüge,
was bleibt, ist die Wahrhaftigkeit.
Was wegfällt, ist die Rüstung,
was bleibt, ist die Zuwendung des Herzens.

Wir alle mögen hin und wieder ein kleines Geheimnis, ein bisschen was Mystisches. Doch wenn es ums Heilen geht, ist es verlockend, sich in einem Kreislauf der sich selbst erhaltenden, unbestimmten Mystik, des scheinbar endlosen und geheimnisvoll komplexen Unbekannten zu verlieren. Mystik an sich kann uns das Gefühl geben, getrennt und einzigartig zu sein. Die Techniken verschaffen uns das Gefühl, meisterhaft zu sein und die Kontrolle zu haben. Und die Rituale können uns das Gefühl geben, Teil einer elitären Gruppe, einer Abstammungslinie oder einer Tradition zu sein. Die Schutzmechanismen geben uns vielleicht sogar das Gefühl, mit etwas Gefährlichem und Mächtigem zu spielen; dabei dienen sie in Wirklichkeit nur dazu, uns in einer angstbasierten Dynamik zu halten.

All dies ist Teil eines verführerischen und süchtig machenden Kreislaufs, der uns manchmal sogar das Gefühl gibt, in den Augen der anderen »wer zu sein«; das verschafft uns ein kurzzeitiges oberflächliches Vergnügen, allerdings eben vergänglich, weil es auf dem Zeitlichen gründet.

Die *Reconnective Healing*-Erfahrung an sich ist die eigentliche Belohnung. Dazu müssen wir unsere eigene Wahrheit annehmen und ganz und gar wir selbst sein! Nicht unbedingt das, was wir uns als unsere Wahrheit wünschen – nicht die »Wahrheit«, worauf wir nach außen hin bestehen oder woran wir uns als unsere Wahrheit klammern, sondern die Wahrheit, die zu uns spricht, wenn wir uns selbst im Stillen fragen, wer wir sind, was unsere Wahrheit wirklich ist. Diese Wahrheit ist die Stimme, die in der Stille flüstert, wenn es nichts und niemanden außer dir gibt, der die Antwort hören kann.

Heilung. Ein so schönes Wort. Und doch kann schon alleine durch das Aussprechen des Wortes ein Strudel von Reaktionen ausgelöst werden, die wiederum auf der Stelle Emotionen hervorrufen. Und zwar nicht immer die schönsten Emotionen. Das Wort scheint eine von zwei Reaktionen zu erwecken: entweder Angst, oft laute und gewaltige Angst, die geradezu nach Aufmerksamkeit schreit, oder Liebe. Sehr selten scheint es einen Mittelweg zu geben.

Eine neue Definition und ein erweitertes Verständnis unserer essenziellen und grundlegenden Beziehung zu der inhärenten Einfachheit, die Heilung ist, könnte das verlorene Juwel sein, das es der Menschheit ermöglicht, ihr gottgegebenes Potenzial auszuschöpfen.

Die Eleganz des Heilers, sowohl in der Form als auch im Formlosen, sowohl in der Bewegung als auch in der Ruhe, ist ein Empfangen, aus dem die Heilung entsteht, indem man sich in liebevolle Nichtanhaftung begibt. In diesem reinen Empfangen lässt du deine Anhaftung sowohl an die Person, die die Heilung empfängt, als auch an das Ergebnis der Heilung los. Sobald wir diese Einsicht gewonnen haben, befinden wir uns auf einem Weg, auf dem es uns kaum noch nach Umkehr verlangt bzw. ein solches Umkehren kaum noch Befriedigung verschafft.

Es gibt also die elegante Einfachheit und die Gnade des Heilers, ein Nichturteilen, das alle Beteiligten einschließt.

Das Nichturteilen kommt daher, dass nicht festgelegt wird, ob die Heilerfahrung nun gut, schlecht, besser war oder gar nichts passiert ist, ob das gewünschte Ergebnis erreicht wurde oder nicht. Stattdessen wird (an)erkannt, dass jede Heilung perfekt ist und unsere eigene Heilung aus unserer sich ständig erweiternden Erkenntnis und unserem Wissen dahingehend erwächst, jedes Mal genau das zu bekommen, was wir brauchen – ob das nun etwas Greifbares und Benennbares ist, etwas Gewolltes oder Ungewolltes oder etwas, das auf einer viel tieferen Ebene unseres Wesens geschieht. Unsere eigene Heilung steht in direktem Zusammenhang mit unserer Fähigkeit, die Vollkommenheit in der Heilung eines jeden Menschen, auch unserer eigenen Heilung, zu erkennen.

Man könnte meinen, um ein Katalysator für eine optimale Heilung zu sein, müsse man sich in einem »Zustand der Liebe« befinden, idealerweise in einem Zustand, in dem man sich dessen bewusst ist, den man zu schätzen weiß und für den man dankbar ist. So schön das auch klingen mag, das ist keine Voraussetzung, denn *wir sind nicht reduzierbare Liebe*, ob wir sie nun bewusst erleben oder nicht.

Das Wort »Liebe« ruft in der Heilkunde so viele unterschiedliche Interpretationen hervor, wie es Wolken am Himmel gibt. Es geht nicht darum, sich in einem Zustand der Liebe zu befinden – es geht darum, *selbst Liebe zu sein.* Es geht nicht darum, Liebe zu *denken,* der Person auf der Behandlungsliege Liebe zu *wünschen* und so weiter. Stattdessen erforschst du das Ich, das die Liebe ist, denn Liebe *ist* – denke an die Metapher einer Kerze, die eine andere Kerze anzündet, oder zwei Herzen, die zu einem einzigen werden, oder zwei Biophotonen, die sich miteinander in synchrone Schwingung bringen; daraus entsteht eine ununterscheidbare *Reconnective Healing*-Erfahrung, in der es kein Getrenntsein mehr gibt. Keine Trennung. Keine.

Du weißt zwar nicht, was die Heilung für den Empfänger, mit dem du dich koppelst, bedeuten wird, aber du bist als Zeuge präsent, und das ist der Katalysator für die Heilung. Durch deine Präsenz kannst du voller Ehrfurcht und Staunen miterleben, wie Heilung in dieser Gleichung mit der reinen Liebenswürdigkeit des gemeinsamen Seins geschenkt wird, ohne die Details des Wie oder Warum kennen zu müssen oder zu wollen.

Beim *Reconnective Healing* ist das sowohl ein wesentlicher Teil der Heilungsgleichung als auch des Heiler-Seins.

Beim Erforschen unserer Empfänglichkeit als *Energie, Licht & Information* – Gott, Liebe und unendliche Intelligenz – offenbart sich, dass wahre Liebe unsere Realität ist. Auch wenn es dir nicht immer bewusst bist, drückst du dich als dieses rückverbundene Wesen und reine Bewusstsein aus. Dies ist deine Rolle in deiner Existenz als manifestiertes Bewusstsein: Existenz an sich!

Das Wort »Existenz« wird leicht mit »Sein« verwechselt. Das *Sein* ist der Hintergrund, aus dem alle Dinge hervorgehen. Existenz – bzw. das lateinische *»existere«* – bedeutet »hervortreten, hervorkommen, auftauchen, sichtbar werden, ans Licht kommen«. Das ist deine Aufgabe als Heiler oder Heilerin: jenes einfach und unkompliziert zu machen, was anscheinend eine Konstellation aus unendlichen Potenzialen und Möglichkeiten ist; das Unwissbare wissbar zu machen, das Unfassbare, Unbegreifliche fassbar und greifbar, das Unzugängliche bzw. Unerreichbare zugänglich bzw. erreichbar und das Unverständliche verständlich zu machen.

Lass uns an dieser Stelle innehalten und uns ein paar Dinge in Erinnerung rufen, die wir bereits erforscht haben:

Wir besprachen einige ganzheitliche Konzepte, zum Beispiel dass unser Leben in einem verbundenen Universum stattfindet, dass die Eleganz der Heilung in ihrer Einfachheit liegt und dass Bewusstsein die Notwendigkeit von Ritualen, Techniken, Schutz, Absichten und Heilgegenständen ersetzt.

Wie wir auch entdeckt haben, fungieren wir als »Bluetooth-Empfänger«, die mit allem und jedem gekoppelt werden können; wir haben erkannt, dass die Gnade des Heilers die nicht wertende Verbundenheit mit der *Reconnective Healing*-Intelligenz ist und es letztendlich nicht darum geht, Liebe zu denken oder zu wünschen, sondern einfach darum, *Liebe zu sein!*

Zusammenfassend lässt sich sagen, dass es ein Geschenk ist, Heiler oder Heilerin zu sein – ein Geschenk, das nur dann empfangen und erfahren werden kann, wenn wir nicht mehr danach streben, etwas hinzuzufügen oder zu ergänzen. Und nur wenn wir dieses Streben aufgeben, können wir wirklich der Heiler oder die Heilerin sein. Wir sind Heiler, zu heilende Person *und* Heilung zugleich.

Jetzt ist genau der richtige Moment, einen anderen Gang einzulegen und in die erste unserer interaktiven Übungen einzusteigen.

Übung 1:
Die Handfläche mit den Frequenzen bemalen: Das Empfangen erkunden

Du sitzt zu Hause oder an einem anderen Ort, an dem du dich entspannen kannst, öffnest die linke Hand und hältst sie senkrecht zum Boden. Spreize die Finger der linken Hand etwas auseinander und schaue auf deine linke Handfläche. Dabei führst du die rechte Hand seitlich an deinen Kopf und spreizt auch die Finger der rechten Hand ziemlich weit auseinander. Blicke dabei aber weiterhin auf deine linke Handfläche und beobachte die Finger der linken Hand; gleichzeitig hältst du die Finger beider Hände weit gespreizt; die Muskeln in den Handflächen behalten ein leichtes Ziehen, eine leichte Spannung bei.

Nun stell dir die Haut der linken Handfläche als eine straff gespannte Leinwand vor, die nur darauf wartet, von einem Künstler bemalt zu werden. Sieh vor deinem geistigen Auge, wie deine rechte Handfläche auf dieser Leinwand Farbe verteilt oder aufsprüht. Beide Hände sind leicht gespannt; du lässt dabei die rechte Hand langsam und leicht auf und ab gleiten und lässt zu, dass du alles fühlst, was du eben gerade fühlst, selbst wenn es nur die Luft ist, die du spürst, während deine Handfläche durch sie hindurchgleitet. Der Abstand kann anfänglich zwischen ca. 8 cm und 90 cm betragen;

wir empfehlen zunächst etwa 30 cm; dann kannst du den Abstand vergrößern. Die einzige Orientierung bzw. Begrenzung für diesen Abstand ist dein körperliches oder emotionales Wohlbefinden, das sich in dem Maß erhöht, wie du es zulässt. Denke daran: Fühlen ist Zuhören mit einem anderen Sinn. Und sowohl das Fühlen als auch das Zuhören sind Aktivitäten des Empfangens.

Du lässt die rechte Hand weiterhin auf und ab gleiten und beobachtest dabei die linke Hand; womöglich bemerkst du Veränderungen in der Intensität, der Art und der Qualität der Empfindung, vielleicht zuerst in der einen Hand und dann in der anderen, oder auch eine Temperaturveränderung oder eine Schwankung der Schwingung oder Resonanz. Vielleicht stellst du sogar Bewegungen in einem oder mehreren Fingern der linken oder sogar in der rechten Hand fest.

Beobachte einfach, nimm wahr, erforsche verschiedene Bewegungen. Halte die Augen offen und wackle eventuell ein wenig mit den Fingern der rechten Hand. Wie wirkt sich das auf die Finger deiner linken Hand aus?

Falls du dir anfangs nicht sicher bist, spiele einfach noch ein paar Sekunden herum und schau, was sich dir zeigt. Zur Abwechslung kannst du auch von der Mitte der rechten Hand aus eine sanfte, saugähnliche Pumpbewegung machen. Was verändert sich dadurch für dich?

Lass zu, dass du der Fokus bist, anstatt zu versuchen, den Fokus beizubehalten. Lass die Blütenblätter dieser Blume sich ohne jegliche Anstrengung entfalten und ihre Schönheit offenbaren. Beim Spielen, beim Malen, beim metaphorischen Tanz mit diesen Frequenzen beobachtest du den lebendigen Ausdruck des Lebens in deinen Händen und erforschst die sensorische Manifestation.

Bitte kläre für dich die folgenden Fragen mit Gedanken, möglichen Antworten, Erläuterungen, Ideen usw., so gut du kannst:

1. Was habe ich in diesem Kapitel gelernt?

2. Was habe ich bei dieser Übung entdeckt?

3. Welche Ideen sind neu für mich?

4. Welche Ideen sind anders, als ich dachte?

5. Welche Ideen ziehe ich jetzt in Erwägung?

6. Welche Ideen fühlen sich für mich am natürlichsten an?

7. Mit welchen Ideen oder Konzepten habe ich die größten Schwierigkeiten bzw. welche sind für mich am schwersten zu akzeptieren?

8. Mit welchen Ideen oder Konzepten habe ich die größten Schwierigkeiten bzw. welche finde ich am schwersten zu verstehen?

9. Welche meiner früheren Überzeugungen und Vorstellungen sind für mich am schwersten loszulassen und aufzugeben?

10. Welche Ideen und Konzepte empfinde ich als besonders befreiend und ermächtigend?

11. Was konnte ich durch meine Bereitschaft, nichts zu wissen, bereits entdecken? Was bin ich dadurch schon geworden?

12. Was könnte ich durch meine derzeitige Bereitschaft, nichts zu wissen, in Zukunft entdecken? Was könnte ich dadurch werden?

Falls du keine Antwort auf manche der obigen Fragen findest oder dir einfach die Worte fehlen, hilft dir vielleicht das nachstehende, von uns entwickelte Modell beim Ausfüllen der Lücken:

Ich bin mir nicht sicher, ob ich das weiß, aber wenn ich es wüsste, könnte die Antwort lauten:

....

Mir fehlen die Worte, um es zu erklären, aber wenn ich die Worte hätte, würden sie vielleicht so lauten:

....

Mir fehlen die Worte, um es zu beschreiben, aber wenn ich die Worte hätte, wären es vielleicht diese:

....

Weiterführende Übungen
und tiefergehende Lerninhalte findest du
in der kostenfreien **4-teiligen Videoserie**
»Entdecke dein unendliches heilendes Selbst«.

Erfahre, wie du dein unendliches heilendes Selbst
aktivieren kannst, und lerne,
wie du über Heilung zu echter Selbsttransformation
und Wohlbefinden gelangst.

Weitere Informationen findest du
unter www.DrEricundJillian.de

2.

DAS GESCHENK VON *ENERGIE, LICHT & INFORMATION*

»Wenn Sie die Geheimnisse des Universums ergründen wollen, sollten Sie in Begriffen wie Energie, Frequenz und Schwingung denken.«

Nikola Tesla

Die Vorher-Jenseits-Messung (engl. *»The Before-Beyond Measurement«*)

»Beyond« – dt. »Jenseits« – ist ein interessanter Begriff mit vielfältigen Bedeutungen. Etwas könnte *»beyond reach«* sein, das heißt: »jenseits bzw. außerhalb der Reichweite« liegen. Jemand könnte irgendwo *»beyond his/her wel-*

come« ausharren, das heißt: »über die Zeit hinaus bleiben, in der er willkommen war«. Besonders interessant wird es, wenn etwas *»beyond an accepted standard«* ist, also »über einen akzeptierten Standard hinausgeht«. Das bedeutet nämlich, dass wir unsere Normen, Maßstäbe, Auffassungen, Wahrnehmungen und womöglich vor allem unsere Komfortzonen auf den Prüfstand stellen und einer Neubewertung unterziehen müssen.

Wenn wir für neue Ideen aufgeschlossen sind, können wir an diesem Punkt der Offenheit und Neubewertung unsere eigenen Begrenzungen und Verschleierungen erforschen und aufdecken – Begrenzungen, die wir uns selbst auferlegt haben und die auf Egozentrik basieren.

Ist dir schon einmal aufgefallen, dass bei Gesprächen über das Ego oder auch nur bei der Erwähnung des Wortes »Ego« jede Menge Widerstand und ... – äh, wie lautet das Wort noch mal, nach dem wir hier suchen? – ... oh ja, *Ego* ins Spiel kommt?

Warum erwähnen wir das? Weil es uns die *Reconnective Healing*-Erfahrung erlaubt, außerhalb des Bereichs des Ego zu existieren und zu funktionieren, *»before-beyond«* – also *vor und jenseits* – der Verschleierung durch das Ego, in der Auflösung des Ego. Das Ego ist in der *Reconnective Healing*-Erfahrung einfach nicht vorhanden. Diese Frequenzen existieren in einem Bereich, den die Wissenschaft heute (noch) nicht umfassend messen kann. Wie also passen sie in das Gesamtfrequenzspektrum?

Neben anderen Formen der Bewertung misst die Wissenschaft Frequenzen in Kilohertz, Megahertz und Gigahertz so detailliert, dass man als Nicht-Wissenschaftler davon Kopfweh bekommt. Frequenzen treten bei mechanischen Wellen und elektromagnetischen Wellen wie Mikrowellen, Radiowellen, Schallwellen und Lichtwellen auf (bei Dauerwellen ist das letzte Wort noch nicht gesprochen ...).

Elektromagnetische Wellen weisen immer dieselbe Geschwindigkeit auf. Die eigentlichen Wellen werden in Wellenlängen gemessen, die wiederum in Frequenzbänder auf Grundlage von Zeitintervallen unterteilt werden, und so weiter und so fort.

Seitdem die *Reconnective Healing*-Frequenzen ihren »Einstand« gegeben haben, haben wir Menschen, wie es nun einmal unsere Art ist, sie in etwas einzuordnen versucht, in etwas bereits Bekanntes. Der Mensch will eben auch von Natur aus in seiner Komfortzone bleiben. Hätten bestimmte Menschen im Lauf der Geschichte nie die Konventionen dieser Zone infrage gestellt, würden wir jedoch immer noch in der Steinzeit leben. Solange wir das Unbekannte nicht mit etwas verknüpfen können, das wir bereits kennen und fühlen, mit dem wir bereits vertraut sind, bekommen wir in der Regel Angst oder verfallen in Ehrfurcht. Angst vor etwas Unklarem, Intransparentem, geistig Unbegreiflichem oder Ehrfurcht vor dem Unbekannten, in dem sich die Multidimensionalität entfacht und manifestiert.

Vielleicht erkennen wir insgeheim irgendwann die Existenz von etwas Neuem an, etwas, das wir vorher nicht erkannt bzw. im Großen und Ganzen nicht geglaubt haben. Damit die Mehrheit es akzeptiert, könnte man zum Beispiel die Strategie verfolgen, die Wahrheit zu unterdrücken, Kritik abzulenken und andere zu verfolgen, die für das eintreten, was wir insgeheim als wahr erkannt haben.

Wie mein langjähriger Freund Lee Carroll, Autor der Kryon-Bücher, erklärt: »Die Geschwindigkeit verändert sich allgemein. Mit dem Aufkommen des Internets legt alles an Tempo zu. Und auch das Heilen geht schneller.« *Reconnective Healing* ist dieses beschleunigte Heilen.

Wir Menschen sind von Natur aus eifrig bestrebt, diese Frequenzen aus *Energie, Licht & Information* zu begreifen und zu beschreiben. Wir wollen eine Möglichkeit finden, *ES* mit einem Anfang, einer Mitte und einem Ende zu versehen.

»Im Grunde bist du tief, tief unten, weit, weit innen einfach das Gewebe und die Struktur der Existenz an sich.«

Alan Watts

Auf unserer verzweifelten Suche nach Verständnis versuchen wir, die Parameter von *ES* zu entdecken. Wie lässt *ES* sich mit den Parametern der Philosophie oder yogischer und weiterer Praktiken vereinbaren? Kann *ES* durch bestehende Philosophien und Traditionen erklärt oder in diese eingeordnet werden? Mit anderen Worten: Wir hätten gerne, dass *ES* klar und deutlich zu unserem Verständnis von etwas, irgendetwas, auf Basis des bereits Bekannten passt, denn das gibt uns ein Gefühl der Vertrautheit, des Komforts und der Sicherheit, indem die Welt, wie wir sie kennen, bestätigt wird. Doch wie sollen wir jemals all das Unbekannte entdecken, wenn wir versuchen, alles in das einzupassen, was wir bereits kennen?

Hätte William Herschel darauf bestanden, dass alle Farben bzw. die Wahrnehmung von Farben in die bekannte Wellenlänge des Lichts passen müssen, hätte er im Jahr 1800 niemals das infrarote Licht entdeckt ... und Johann Ritter 1801 nicht das ultraviolette Licht. Nur wenn wir bereit sind, die Möglichkeit in Betracht zu ziehen, dass etwas jenseits (und vor) unserer wahrgenommenen Parameter existiert, und wir außerhalb dieser wahrgenommenen Parameter suchen, können wir tatsächlich entdecken, was außerhalb dieser Parameter existiert.

Das wirft eine verwandte Frage auf: Können wir uns dazu bringen, über das Ego hinauszugehen, den wahrnehmenden Teil des Selbst, der uns glauben machen will, wir wüssten bereits alles, und uns in die »Egolosigkeit« hineinzubegeben, wo wir offen sind fürs pure Entdecken ohne irgendwelche Urteile?

Viele Menschen werden sich dazu zunächst einmal verändern und Aufgeschlossenheit für neue Denkweisen und Möglichkeiten der Informationsbeschaffung an den Tag legen müssen.

Die kopernikanische Revolution ist ein gutes Beispiel für einen radikalen Wandel im Denken, der durch den Entdeckungsprozess herbeigeführt wurde. Anfang des 16. Jahrhunderts vertrat Nikolaus Kopernikus die Ansicht, der Kosmos bestehe aus einer anderen physikalischen Realität, als zu jener Zeit allgemein angenommen wurde. Er vollzog einen Paradigmenwechsel weg vom ptolemäischen Modell des Himmels zum heliozentrischen Modell, das heißt, nicht mehr die Erde, sondern die Sonne wurde als Mittelpunkt des Universums angesehen, um den die Erde, die anderen Planeten und die Sterne kreisen. Die Kirche – und somit viele Menschen – wollte dieses Modell nicht akzeptieren. Doch schließlich bewies die Wissenschaft, dass es unbestreitbar stimmt, und heute macht sich niemand mehr Gedanken darüber.

Ironischerweise folgt die Mehrheit der Öffentlichkeit dem Beispiel der Wissenschaft, ohne sich darüber im Klaren zu sein, dass die Wissenschaft dem Beispiel derjenigen folgt, die nicht warten. Wie Dr. Joe Dispenza sagt: »Wenn wir darauf warten, dass uns die Wissenschaft ihr Okay gibt, machen wir sie zu einer weiteren Religion. Wenn wir einfach loslegen und es vormachen, muss die Wissenschaft ihre Gesetze ändern, um es zu erklären.«

Zweifellos können die Parameter des *Reconnective Healing* auch deshalb nicht mit den heutigen Methoden begründet oder abgeglichen werden, weil sie sich nicht innerhalb der Grenzen, Begrenzungen oder Endpunkte einer der uns bekannten Skalen befinden. Solange wir keine Möglichkeiten finden, weitaus größere Parameter als die uns bekannten zu messen, werden wir auch nicht in der Lage sein, das zu messen, was *Reconnective Healing* ist: *Energie, Licht & Information*, die *völlig unendliche Vertrautheit*.

Mit anderen Worten: Obwohl die Wissenschaft immer noch versucht, das, was ist, einzuholen und zu erforschen – und dies für eine sehr lange Zeit, wenn nicht für immer, tun wird –, erkennt sie doch zumindest an, dass *Energie, Licht & Information*, also das, was *Reconnective Healing* ist, einfach *ist:* Es existiert, auch wenn die Wissenschaft es nicht vollständig messen, artikulieren oder genau kategorisieren kann. Nach unserem derzeitigen Verständnis der Gesetze des Universums passt es in keine der bekannten Taxonomien, Hierarchien oder Werkzeugkisten für Heiler. Es ist grenzenlos.

Das erste Mal zeigte sich *Reconnective Healing* hier auf der Erde über ein Portal, das plötzlich auftauchte und sich zu erkennen gab. Durch dieses Portal traten Aspekte und Frequenzen des Lichts und der Informationen ein, die ich, Eric, und die wissenschaftliche Welt immer besser verstehen sollten. Dazu musste ich lernen, wirklich zu beobachten. Und ich musste lernen, von einem anderen Ort und Raum aus zu beobachten, als ich es bisher gewohnt war. Zu beobachten, ohne eine Bedeutung zuzuweisen oder zu interpretieren, so rein wie möglich zu sein, ist eine Herausforderung für den endlichen Körper-Geist; ganz bestimmt war es das für mich.

Mein Umfeld war bis dahin nicht so bewusst, dass ich die Konsistenz, die Eigenschaften und Qualitäten dieses *ES* hätte verstehen können, auch wenn ich dank meines Umfelds wohl zumindest das instinktive Verständnis hatte, das ich dafür brauchte.

Es dauerte nicht lange, bis ich herausfand, dass wir zur höchsten Bewusstseinsform auf dem Planeten werden, wenn wir uns auf dieses *ES* einlassen – vielleicht nicht auf einer kognitiven Ebene, aber als unsere essenzielle Essenz. Und das ist genug. Mehr als genug. Das ist alles, wonach *ES* sucht. *ES* will einfach, dass wir beobachten, wahrnehmen und erfahren. Und gleichzeitig ist *ES* hier, um sich *durch* und *als uns* zu erfahren!

Wie Herschel und Ritter uns gezeigt haben, gibt es weit mehr, als man auf den ersten Blick sieht. Und heute reihen sich so prominente Namen wie der Neurowissenschaftler und Autor Bernardo Kastrup und der theoretische Physiker und Autor Carlo Rovelli in die illustre Riege derjenigen, die uns das Unendliche immer besser erkennen lassen.

Sobald wir diese Realität begreifen, beginnen wir zu verstehen, warum *Reconnective Healing,* das unendliche *Energie, Licht & Information* ist, kein weiteres Tool für unsere Heilungswerkzeugkiste ist. Das kann es nicht sein. Denn es ist überhaupt kein Werkzeug. Jede Kiste, jedes Werkzeug, jedes Ding ist durch sein eigenes Design begrenzt. Und alles Endliche ist im Unendlichen enthalten.

Das bedeutet Freiheit und Ausdehnung. Sobald wir Zugang zu *Reconnective Healing* haben, erhalten wir Zugang zum Grenzenlosen, Zugang zu unserem unendlichen Selbst.

Und der Zugang zum Grenzenlosen wird uns durch eben das ermöglicht, was Herschel und Ritter die Entdeckung des infraroten und ultravioletten Lichts ermöglichte: die Bereitschaft zur freien, einfachen und natürlichen Selbsterforschung und Erforschung unserer tatsächlichen Erfahrung.

In Wahrheit müssen wir nicht mehr als das verstehen, um unsere Scheuklappen abzunehmen, damit wir über die größeren Bereiche, Ränder, Spektren und Bandbreiten dessen, was wir derzeit als Realität wahrnehmen, hinaus sehen können.

Stell dir einmal die Scheuklappen eines Rennpferdes vor. Das Pferd kann nur sehen, was vor ihm liegt. Durch diese Begrenzung kann es vielleicht das Rennen gewinnen (denn so wird es visuell weniger abgelenkt, und davon profitiert der Pferdebesitzer), aber gleichzeitig sieht das Pferd sehr viel weniger gut, was tatsächlich um es herum ist; es erkennt auch nicht mehr, dass es, wie wir, auf einer größeren Rennbahn läuft.

Energie, Licht & Information, die *Reconnective Healing* ausmachen, sind unendlich und unermesslich und somit eindeutig jenseits dessen, was wir bildlich gesprochen mit unseren begrenzten Scheuklappen sehen können. Doch durch die *Reconnective Healing*-Erfahrung werden eben diese Scheuklappen entfernt, und so haben wir eine bessere Sicht, Einsicht und Zugang zu unserem unendlichen Potenzial. Das Konstrukt der Scheuklappen zeigt auf, wie einfach und unmittelbar wir alle Zugang gewinnen können.

Sobald wir erkennen, dass wir unendliche Wesen sind – genauer gesagt: unendliches Sein bzw. eine einzige Entität, ein Bewusstsein –, wird die Menschheit ein neues Erwachen erleben. Wahrscheinlich leben wir deswegen im bisher aufregendsten Moment der Geschichte, immerhin ist die Wissenschaft erst seit etwa zehn Jahren dabei, das Verständnis, dass wir alle miteinander verbunden sind, ja alle eins sind, genauer messbar zu machen. Die Wissenschaft hat das aufgezeigt und es vielen von uns ermöglicht, unsere Scheuklappen abzulegen und das zu erforschen, was wir uns bis jetzt vielleicht nicht zugestanden haben.

Der amerikanische Philosoph und Psychologe William James (auch bekannt als der Vater der amerikanischen Psychologie) hat 1902 in seinem Buch *»The Varieties of Religious Experience«* [dt. Ausg.: *»Die Vielfalt religiöser Erfahrung«*] als Erster die These aufgestellt, dass wir alle über ein Frequenzfeld miteinander verbunden sind. Wie James herausfand, war die Erfahrung – unabhängig von der Art der mystischen Erfahrung, die die jeweilige Person machte, und auch wenn der religiöse Hintergrund wegfiel – nicht nur auf psychologischer Ebene wahr; es gibt ihm zufolge eine »noetische Qualität« und »Einblicke in die Tiefen der Wahrheit, die der diskursive Intellekt nicht ergründen kann«.

Diese Vorstellung wurde jedoch von Sigmund Freud, dem österreichischen Neurologen und Begründer der Psychoanalyse, vorübergehend zum Scheitern gebracht. Freud war überzeugter Atheist, und seiner Meinung nach war es nicht die

Aufgabe der Psychologie, diese Zustände zu erforschen, sondern pathologische Probleme zu heilen.

Diese Vorstellung wurde wiederum in den 1950er-Jahren von Wilder Penfield, einem Neurowissenschaftler und Epilepsie-Experten, über den Haufen geworfen. Bei seinen Epilepsie-Experimenten legte er an diversen Teilen des Gehirns elektrische Messsonden an und löste schwache Stromstöße aus, unter anderem an der temporoparietalen Verbindung; dabei stellte er fest, dass Menschen mystische Erfahrungen hatten, beispielsweise außerkörperliche Erfahrungen, Nahtoderfahrungen und ein Spüren der Anwesenheit von Geistern oder sogar von Gott – Erlebnisse, die biologisch real waren, was die Bedeutung dieser Entdeckung unterstreicht.

Und so stehen wir heute eher nicht an einem Scheideweg zwischen Wissenschaft und Spiritualität, sondern verstehen, dass sich durch *Reconnective Healing* die längst überfällige Erkenntnis durchsetzt, dass beides zusammenkommt. Aus diesem Grund sagt unser Freund und Kollege Dr. Joe Dispenza: »Wissenschaft ist die zeitgenössische Sprache der Mystik.« Obwohl der Durchschnittsmensch ironischerweise schon vor über 100 Jahren diesen Weg eingeschlagen hat, wurde diese Vorstellung aus lauter Respekt vor den psychologischen Konzepten Freuds weitgehend übersehen.

Stell dir nur vor, wo wir heute sein könnten, wenn wir in den letzten mehr als 100 Jahren mit dem Verständnis gelebt hätten, dass jeder und alles miteinander verbunden ist, und somit die Evolution der begrenzten menschlichen Erfahrung hin zu einem höheren Ausdruck von Einssein und Ganzheit vorangebracht hätten.

Wir sind alle durch die Erfahrung des Bewusstseins miteinander verbunden. Deshalb können wir, indem wir immer besser erkennen, dass unsere wahre Natur außerhalb von Raum und Zeit und vor aller bekannten Erfahrung liegt, unser ganzes Sein in alle aktiven Zeit/Raum-Erfahrungen einbringen und mit reiner Schönheit, Liebe, Freude und Glück Einfluss auf den endlichen Raum und die endliche Zeit nehmen. Das beeinflusst natürlich die Gesamtheit von Raum und Zeit, nicht nur die Gegenwart, sondern auch das, was wir als Vergangenheit und Zukunft wahrnehmen.

Vor den Wörtern und der Sprache

Malcolm Gladwells aufschlussreiches Buch *»Blink: The Power of Thinking Without Thinking«* (2005) ist eine interessante Untersuchung über die Macht der nonverbalen Kommunikation. Gladwell untersucht, wie wir viele Entscheidungen in unserem Leben auf Basis sehr weniger bewusster Informationen treffen, und argumentiert, dass viele dieser Entscheidungen auf nonverbaler Kommunikation, Körpersprache, Tonfall, Gesichtsausdruck etc. beruhen. Nur ein kleiner Prozentsatz der Kommunikation findet verbal statt, und das bedeutet: Ein größerer Teil des Entscheidungsprozesses geht von unserem Unterbewusstsein aus.

Man könnte diese Informationen aus dem Unterbewusstsein als *Instinkt* bezeichnen: ein Wissen jenseits unserer fünf Sinne. Wir würden dieses gemeinsame Verständnis eher als ein Wissen bezeichnen, das schon *vor* unseren fünf Sinnen existiert.

Wir wollen also für einen Moment einmal ein wenig metaphysisch werden – ein wenig existenziell oder spirituell. In der gut dokumentierten Welt der Nahtod- bzw. Leben-nach-dem-Tod-Erfahrungen (NTE) ist es sehr üblich, dass Menschen, die dergleichen erleben, von einer sehr detaillierten, tiefgehenden Kommunikation berichten, die ohne verbale Sprache stattfindet. Diese Durchgaben (oder »Downloads«) sind umfangreich und finden gleichzeitig in einem einzigen

Augenblick statt. Sie reichen von großen Mengen an Informationen, die nur durch einen Blick zwischen dem betreffenden Menschen und anderen verstorbenen, aber präsenten Seelen vermittelt werden, bis hin zu nonverbaler Kommunikation mit dem Licht, auch sogenannten Lebensrückblicken, also der Fähigkeit, das eigene Leben augenblicklich Revue passieren zu lassen – auch wenn es sich in diesem Moment vielleicht nicht so augenblicklich anfühlt.

Wenn wir hier auf der Erde diese Art von hoch entwickelter unmittelbarer Kommunikation mit unserer verbalen Sprache überlagern, kann man mit Fug und Recht behaupten, dass unser Wortschatz weniger eine Hilfe für diese Art von Kommunikation als vielmehr ein Hindernis darstellt. Stimmst du mir zu, dass das Leben hier auf der Erde eine sich entfaltende Reise des Lernens ist – eine Reise zurück zu einem umfassenderen Verständnis unserer wahren Natur und der Erfahrung des Universums? Dann ist gesprochene Sprache bzw. gesprochene Kommunikation vielleicht tatsächlich eine der Hürden, die wir bei der Bewältigung des Lebens zu überwinden haben.

Vielleicht ist die Sprache selbst die Hürde, die sich als Hilfe tarnt. Indem wir über die Komplexität von Worten und Sprache hinaus in die umfassende Einfachheit des Nonverbalen schreiten, werden uns vielleicht Lektionen und wesentliche Erkenntnisse offenbar.

Dies wirft die folgende Frage auf: Ist die gesprochene Sprache der Werkzeugkasten? Sind Mimik, Körpersprache, Zeichen und Symbole, Vokaltöne usw. einfach nur Werkzeuge innerhalb dieser Toolbox? Oder ist die gesprochene Sprache nur ein weiteres unter all den anderen Werkzeugen? Und war die gesamte Kommunikation, die wir hier geführt haben, lediglich Teil eines viel größeren, ja unendlichen Kommunikationsfeldes, dessen wir hier in unserer menschlichen 4-D-Existenz, unserem begrenzten Körper-Geist, nicht teilhaftig sind?

Zunächst einmal: Informationen sind in allem und jedem und überall zu finden. Informationen verleihen den Dingen in unserer physischen Realität bestimmte Eigenschaften wie Festigkeit, Biegsamkeit, Steifheit, Gesamtform und Struktur sowie Interaktivität und Intraaktivität. Informationen weisen bestimmte Elemente an, als Festkörper, Flüssigkeit oder Gas zu fungieren. Vom Makro- bis zum Mikrobereich steuern Informationen alles, von der Struktur des Universums über die Funktionsweise unserer Zellen bis hin zu den subatomaren Teilchen. Und wie wir bereits wissen, kommunizieren diese Informationen größtenteils nonverbal.

Heute herrscht allgemein ein wissenschaftliches Verständnis dahingehend, dass diese nonverbalen Kommunikationen in einem Feld existieren, das, materialistisch betrachtet, als »Bewusstsein« (engl. »*consciousness*«) bezeichnet wird. Auf dem direkten Weg zur Heilung ist dies ziemlich paradox, denn Bewusstsein ist ebenso wenig ein »Ding« wie Bewusstheit. Die Endung »-heit« nach dem Wort »bewusst« (bzw. die englische Endung »*-ness*« nach »*conscious*«) impliziert, dass es ein Substantiv ist. Und genau darin liegt das sprachliche Paradoxon.

⌘

Gespräche mit dem Licht: Ein Beitrag von Joan Fowler, *Reconnective Healing*-Praktizierende

*»Ein Blick, eine Geste,
ein Neigen des Kopfes spricht Bände.«*

Jede Nahtoderfahrung (NTE) ist anders ..., aber viele weisen Ähnlichkeiten auf, und eine dieser Ähnlichkeiten ist die nonverbale Kommunikation.

Ich möchte von meiner NTE berichten, als ich 1989 – ich war 29 Jahre alt – mit dem Fahrrad auf dem Pacific Coast Highway unterwegs war und unvermutet von einem Lastwagen von der Seite angefahren wurde. Ich schwebte etwa sechs bis neun Meter über meinem Körper, der sich teilweise unter dem Lastwagen befand. Ich hatte keine Schmerzen und beobachtete nur neugierig die Leute, die um mich herumliefen, und ich konnte ihre Gedanken hören. Es war, als wäre nichts verborgen und ich könnte das Leben und die Gedanken eines jeden dieser Menschen sehen, wenn ich mich auf ihn fokussierte.

Ich konnte drei klar voneinander unterscheidbare Gedankengruppen von der Menschenmenge vernehmen. Die Leute in der ersten Gruppe wollten helfen, wussten aber nicht, was sie tun sollten. Auch die zweite Gruppe wollte helfen, hatte aber Angst, verklagt zu werden. Und die dritte Gruppe war bloß neugierig. Ich konnte auch den Krankenwagen in der Ferne leise brummen hören.

Rechts von mir spürte ich eine magnetische Präsenz von Liebe und Frieden. Als ich meinen Fokus auf dieses schöne, spürbare und freudvolle Licht richtete, begann ich mit ihm zu verschmelzen. Es war, als ob die Grenzen meiner Körperlichkeit hier in dieser Existenz wegfielen oder verschwanden.

Als ich mehr und mehr mit dem Licht verschmolz, konnte ich mich in jedem Wassermolekül, in jedem Grashalm, in allen Bäumen, im Universum spüren ... Es gab keinen Ort, an dem ich nicht war. Es gab kein Getrenntsein, ich kannte alles und erlebte alles gleichzeitig. Ich konnte ein Rauschen und Summen im Hintergrund hören. Die Antworten auf alle großen Fragen, die ich über das Leben, über unsere Existenz usw. hatte, kamen zu mir, bevor ich die Frage überhaupt formulieren konnte. Ich erlebte immensen Frieden und zugleich ekstatische Freude. Ich dachte, das ist so wundervoll, ich könnte für immer hier bleiben.

Sofort hörte oder spürte ich, wie mir ein inneres, intuitives Wissen übermittelt wurde: »Ja, du kannst bleiben« – das bedeutete, dass ich die Wahl hatte –, »aber was ist mit deiner Mutter und deiner Großmutter?«

In diesem Augenblick öffnete sich ein Vortex, auf den mein Fokus gelenkt wurde. Ich wurde sofort hineingezogen. Ganz am Ende des Vortex sah ich den Krankenwagen, in dem mein Körper lag. Mein Bewusstsein wirbelte in den Vortex hinein und tauchte im Krankenwagen auf, wo ich einen sehr gestressten Rettungssanitäter sah, der sich schwitzend über mich beugte, panisch und besorgt. Als ich mich auf ihn fokussierte, konnte ich sein Leben spüren, ich sah seine beiden jüngeren Töchter und konnte die Liebe spüren, die er für sie und seine Frau empfand. Ich konnte auch sehen, dass er an diesem Morgen selbstgemachte Bananenpfannkuchen für sie zubereitet hatte. Ich konnte sie sogar riechen, und in diesem duftenden Augenblick war ich wieder in meinem Körper.

Der Sanitäter war total erleichtert und sagte: »Puh ..., fast hätten wir Sie verloren!«

Nach dem Unfall hatte ich noch eine Weile das Gefühl eines erweiterten Gewahrseins; ich konnte spüren, wie es den Menschen in ihrem Leben erging. Ich hatte auch Offenbarungsträume, die mir die Tiefe des Seins vermittelten.

Ich versuchte meinen Eltern zu erklären, was ich erlebt hatte, und sie führten es darauf zurück, dass ich an diesem Tag keinen Helm getragen und wohl eine Gehirnerschütterung erlitten haben musste. Sie rieten mir zu einer Gehirnuntersuchung.

Es dauerte eine Weile, bis ich mich erholt hatte, da meine Schulter rekonstruiert und wieder angenäht werden musste.

Kurz vor Ende der Genesung wurde ich als Armee-Reservistin wieder in den aktiven Dienst einberufen, und aus offensichtlichen Gründen wollte ich nichts über den Unfall oder seine Folgen sagen. Ich hielt die Erfahrung immer für wahr und verstand sie auf einer gewissen Ebene als Offenbarung.

Fast 20 Jahre nach meiner NTE bekam ich das Buch »The Reconnection: Heal Others, Heal Yourself« *[dt. Ausg.:* »The Reconnection: Heile andere, heile dich selbst«*] in die Hände und spürte sofort einen starken elektrischen Strom in meinen Händen, meinem Kopf und meiner Wirbelsäule. Ich wusste, ich musste ihm meine Aufmerksamkeit schenken. Das Buch kam mir so bekannt vor …, es entsprach so eindeutig der Wahrheit.*

Ich vereinbarte schließlich mehrere Reconnective Healing-*Sitzungen, in denen ich die gleichen Empfindungen wie bei meiner NTE hatte, unglaublichen Frieden und unbeschreibliche Freude und noch viel mehr. Mehr Informationen, mehr Verständnis.*

Wieder war die Kommunikation unsagbar, jenseits von Worten, aber die Bedeutung war klar: Wir sind Liebe, wir sind Licht, und das ist unser Geburtsrecht! *Ich begann die Tiefe der Erfahrung 20 Jahre zuvor besser zu verstehen und war begeistert, dass ihre Echtheit bestätigt wurde.*

Während der nächsten paar Reconnective Healing-*Sitzungen hatte ich das Gefühl, dass alle meine Fragen beantwortet wurden.*

Die Reconnective Healing-*Erfahrung brachte mein Leben ins Gleichgewicht und half mir, meine NTE vollständig zu integrieren und mich bewusst für ein sich ständig erweiterndes Universum von Möglichkeiten zu öffnen. Ich erkenne jetzt, dass dieses erweiterte Gewahrsein für unsere Evolution als Spezies und für unsere Verbundenheit und Einsicht in kommende Welten wesentlich ist. Es bringt die Weisheit der Zeitalter mit sich, die Weisheit der Lebenszeiten und multiplen Existenzen.*

Warum teile ich meine Erfahrungen?

Wie ich herausgefunden habe, machen statistisch pro Sekunde 400 Menschen aus aller Welt NTE (Nahtoderfahrungen), STE (spirituell-transformative Erfahrungen), AKE (außerkörperliche Erfahrungen) und andere transformative Erfahrungen, bei denen höchst sinnstiftende und aufschlussreiche Kommunikationen ohne Worte stattfinden. Reconnective Healing *stellt diese außergewöhnlichen Erfahrungen in einen Kontext, vermittelt uns Verständnis und hilft bei der Integration von intuitivem Wissen und erweitertem Gewahrsein auf vielen Ebenen.* Energie, Licht & Information *sind die Frequenzen der Heimat, sie werden erkannt und immanent erinnert.*

Diese gemeinsame Erfahrung der Liebe und des Einsseins verbindet uns auf unendlich vielen Ebenen miteinan-

der. Es ist eine nonverbale Kommunikation, eine wortlose Sprache des »Seins«, die uns für das unendliche Gewahrsein erwachen lässt, uns Ausgewogenheit und Harmonie verleiht. Indem wir für die Wahrnehmung der Wahrheit erwachen, wird unser Leben zu einem magischen Wunder.

Bewusstsein existiert relativistisch, das heißt, du bekommst Zugang zu dem, womit du auf der Schwingungsebene im Einklang oder in Resonanz bist. Wir sind alle Teil eines kollektiven Einheits-*Bewusstseins, das viele verschiedene Fokuspunkte hat.*

Kommunikation mit der anderen Seite? Es gibt keine »andere Seite«. Es gibt nur Frequenzen und Schwingungen … – LIEBE.

⌘

Zeitballons und Multidimensionalität

Im Rahmen des Paradigmas der heutigen Welt der Quantenphysik befinden wir uns in einer Zeit der *Informationsmedizin* oder, genauer gesagt, der *Informationsheilung,* was viel treffender ist, denn das Konzept hat weniger mit Medizin zu tun als vielmehr mit dem umfassenderen Bild der Heilung. Die Welt erkennt allmählich, dass die Medizin zwar in den Bereich des Heilens fällt, dass aber Heilung nicht mit Medizin gleichzusetzen ist oder in deren Bereich fällt. Es ist ein großer Bewusstseinswandel im Gange, der uns weit über die Grenzen der auf Chemie und Chirurgie basierenden Herangehensweise an die Gesundheit hinausgeführt hat, weit über den energetischen Ansatz hinaus, hin zu einer eher informationsbasierten Herangehensweise an Gesundheit – genauer gesagt: zu Licht und Informationen. Noch genauer gesagt: zur *Reconnective Healing*-Erfahrung durch die Frequenzen von *Energie, Licht & Information.*

Bei der wissenschaftlichen Erforschung von *Reconnective Healing* wurden die Ausstrahlungen gemessen, die aus Erics Händen und schon kurz darauf aus den Händen unserer Studenten strömten. Bei der Beobachtung dieser ungewöhnlichen Ausstrahlungen stellten die Forscher zu ihrer Überraschung fest, dass sie *mit der Entfernung stärker wurden,* nicht schwächer, wie sie erwartet hatten, denn wie wir ja wissen, wird Energie mit der Entfernung eigentlich schwächer. Außerdem traten die Heilungen meistens sofort ein und ließen mit der Zeit *nicht* nach; sie beobachteten also Aspekte des Lichts und der Informationen, wie sie nie zuvor gesehen worden waren.

Die Erklärung eines Forschers entspricht der unseren: Wir leben alle in einem riesigen multidimensionalen Universum, das keinen Anfang und kein Ende hat, weder zeitlich noch räumlich, noch was Entfernungen angeht. Wir Menschen aus

Fleisch und Blut nehmen jedoch nur einen winzigen Teil dieses multidimensionalen Spektrums der Realität ein, was uns suggeriert, dass unsere Körperlichkeit nur in den vier Dimensionen Höhe, Breite, Tiefe und Zeit existiert.

Wie bereits erwähnt, wurde die *Zeit* von der Wissenschaft erst um das Jahr 2000 herum als vierte Dimension anerkannt. Es hat unter anderem deshalb so lange gedauert, weil angenommen wurde, dass die nächste Dimension, wenn die Höhe als hoch, niedrig, groß oder klein, die Breite als breit oder schmal und die Tiefe als tief oder untief erscheint, eine ähnliche Qualität wie die ersten drei haben würde. Aber es wurde nicht nach der Zeit gesucht. Wie auch? Keiner wusste wirklich, wie die Zeit aussah. Wer würde schon denken: »Hm, die vierte Dimension? Okay, lass mich mal überlegen ... Höhe sieht so aus, Breite sieht so aus, Tiefe sieht so aus und ... ähm ... Oh, ich hab's! Die vierte Dimension muss wie ein alter Mann mit Bart, Flügeln und einer Robe aussehen, der in der einen Hand eine Sense und in der anderen eine Sanduhr hält und eine erschreckende Ähnlichkeit mit Vater Zeit (oder auch dem Sensenmann!) aufweist. Dafür bekomme ich bestimmt einen Nobelpreis!«

Wenn man die Mathematik einmal beiseitelässt, ebenso den fragwürdigen Geschmack, was Kleidung und Ausstaffierung angeht, schien die Zeit ein Merkmal der Welt zu sein, das völlig anders ist als alles, was Höhe, Breite und Tiefe hat. Allein daran musste man sich erst einmal gewöhnen.

Wie verhält sich also die Zeit zu uns im Hier und Jetzt, unabhängig davon, wie wir das aus unserer linearen Perspektive des »Dort und damals« betrachtet haben? Ein befreundeter Quantenphysiker hat das Konzept mit einem neuen Modell simuliert.

Für ein besseres Verständnis kannst du dir ein riesiges, unendliches, multidimensionales Universum vorstellen. Kein Anfang. Kein Ende. Und dann stellst du dir irgendwo in diesem Universum einen riesigen Ballon vor. Der Ballon besteht aus Höhe, Breite, Tiefe und Zeit, und alles in diesem Ballon ist Energie. Das Innere des Ballons stellt unser wahrgenommenes, vierdimensionales Universum dar. Mit anderen Worten: Unsere gesamte vierdimensionale menschliche Existenz spielt sich in diesem Ballon ab.

Nun erweiterst du in deiner Vorstellung dieses Bild – und unseren Ballon – und stellst dir einen Punkt vor, genau da, in der Mitte dieses Ballons. Von diesem Mittelpunkt aus fliegen beständig Pfeile (mit Gummispitzen, damit der Ballon nicht platzt) in alle Richtungen hin zur Binnenkontur des Ballons. Diese Pfeile zeigen an, dass sich die Zeit gleichzeitig in alle Richtungen bewegt und beschleunigt.

Wir wissen, was du jetzt denkst: »Wie kann man sagen, dass sich die Zeit beschleunigt oder schneller läuft, wenn ›schneller‹ eigentlich ein Aspekt der Zeit ist?«

Zunächst einmal müssen wir verstehen, dass sich die Zeit nicht linear beschleunigt, das heißt, nicht von Punkt A nach Punkt B. Stattdessen bewegt sie sich in alle denkbaren Richtungen schneller – und zwar *gleichzeitig.*

Nun stell dir in dieser bildlichen Metapher vor, wie diese Pfeile der sich beschleunigenden Zeit, wenn sie die Innenwand des Ballons berühren, einen zunehmenden Druck erzeugen, sodass sich der Ballon immer stärker ausdehnt.

Wie bei jedem sich ausdehnenden Ballon werden seine Wände dünner, durchsichtiger, durchlässiger und poröser. Infolgedessen kann das, was im Inneren unseres vierdimensionalen Ballons existiert, nun mit dem interagieren, was außerhalb von ihm existiert. Was befindet sich also außerhalb des Ballons und kann nun das Innere durchdringen? Die Antwort der Forscher lautet: Andere dimensionale Schichten, die *Aspekte des Lichts und der Information* enthalten, von denen die Wissenschaft bis vor 30 Jahren nicht darauf hinzudeuten schien, dass wir das jemals zuvor gesehen haben.

Warum ist das so? Weil diese Aspekte von Licht und Information nur außerhalb dieser Blase, außerhalb der Zeit, im Vorher-Jenseits existierten. Die Energie unserer vierdimensionalen Existenz dehnt sich also jetzt aus, empfängt nicht nur neue Energieaspekte und interagiert mit ihnen, sondern auch mit neuen Aspekten und Frequenzen von Licht und Information. *Zeitlos,* weil sie schon immer *außerhalb* unserer vierdimensionalen Blase aus Höhe, Breite, Tiefe und Zeit existiert haben. Und doch *neu,* weil es ihr erstmaliges Erscheinen innerhalb dieser metaphorischen Blase ist.

Das ist etwas sehr Machtvolles und außerdem Bemerkenswertes, weil es uns in unsere Existenz als zeitlose Wesen führt. Es befreit uns von den Anforderungen und Begrenzungen des Tuns und führt uns in die Freiheit des Seins, eine Freiheit, mit der sich viele von uns noch im Lernstadium befinden; wir lernen, sie zu erfahren, uns damit wohl genug zu fühlen, um sie annehmen zu können. Dies kann mit den Standardgesetzen der Physik nicht erklärt werden, obwohl sich die Quantenphysik bemüht, weitere Erklärungsansätze zu finden.

Wir wollen noch einmal darauf zurückkommen, was wir gerade erklärt haben:

A. Die Zeit vergeht schneller, und das bedeutet, …
B. die Zeit dehnt sich aus, was uns zu der Tatsache führt, dass …
C. die Zeit verschwindet, was uns letztlich zu folgender Erkenntnis führt:
D. Zeit ist und war schon immer eine Illusion.

Neugierig geworden? Das waren wir auch. Hier ergeben sich ein paar interessante Wendungen.

Wenn sich das Universum auf diese Weise ausdehnt, warum sind wir dann nicht in der Lage, mit unseren derzeitigen anerkannten Energieheilungstechniken Zugang zu gewinnen, während das mit der *Reconnective Healing*-Erfahrung möglich ist, wenn wir *Technik außen vor lassen?* Um diese Frage zu beantworten, wollen wir noch einmal unseren Ballon visualisieren.

Erinnere dich: Alles in unserem vierdimensionalen Ballon ist Energie. Sooft wir uns mit einer Technik auf Energie fokussieren, können wir mit dieser Technik nur auf einen Teil der Energie im Ballon fokussieren, anstatt Zugang zur Gesamtheit dieser Energie zu gewinnen. Es macht keinen großen Unterschied, welche Technik wir verwenden, auch wenn wir damit angeblich Zugang zu Qi, Chi, Ki oder Prana gewinnen oder wie auch immer wir *das* bezeichnen, was die Gesamtheit der Lebenskraft impliziert. Das liegt daran, dass eben die Technik den vollen Zugang einschränkt. Sie kann uns zwar einen anfänglichen Zugang gewähren, verhindert aber gleichzeitig den vollumfänglichen Zugang. Ironischerweise halten uns eben die Kriterien, durch die wir Zugang gewinnen, auch zurück. Wir spüren diese Einschränkung unbewusst – was uns wiederum dazu verleitet, immer neue Techniken zu erlernen.

Es ist wie mit Kartoffelchips: Man kann einfach nicht nur *einen* essen. Wenn man genug davon isst, erreicht man vielleicht einen vorübergehenden Punkt, an dem man nichts mehr essen will, aber man ist nie wirklich satt, zufrieden und befriedigt, denn sie haben keinen echten Nährwert. Also muss man sich irgendwann auf die Jagd nach noch einem und noch einem weiteren machen. Und morgen? Wer weiß? Vielleicht eine weitere ganze Tüte Chips. Vielleicht diesmal in der Geschmacksrichtung »Sauerrahm und Schnittlauch«.

Probier es einmal mit diesem Konzept: Stell dir die gesamte Energie als einen Beutel mit Murmeln vor (ein wirklich, wirklich, wirklich riesengroßer Beutel), und du kannst auf alles darin zugreifen. Aber mit einer bestimmten Technik greifst du nur eine dieser Murmeln, *bist* nur eine Murmel anstatt alle

Murmeln. Mit einer anderen Technik erhält man eine weitere Murmel, aber nicht alle anderen Murmeln, nicht einmal die, die man gerade mit der vorigen Technik bekommen hat. Mit jeder Technik können wir uns eine Murmel schnappen, nur eine einzige. Und alle anderen Murmeln, auch die, die wir vorher schon durch andere Techniken hatten, fallen weg. Wie Pablo Picasso sagte: »Je mehr Technik du hast, desto weniger hast du … Je mehr Technik es gibt, desto weniger gibt es.« Er sprach zwar über die Kunst des Zeichnens und Malens, aber das Gleiche gilt für die Kunst des Heilens.

Schaut man sich einmal die Religionen an, ergibt sich eine weitere Analogie: Die Welt ist von vielen Religionen geprägt, und durch jede öffnet sich ein Fenster zu einem anderen Verständnis, einer anderen Dimension, einem anderen Blick auf das Wesen von Gott, der Liebe und der Intelligenz des Universums.

Viele Menschen wachsen auf und blicken ihr ganzes Leben lang nur durch eines dieser Fenster in die Welt, möglicherweise durch dasselbe Fenster, aus dem schon ihre Eltern, Großeltern und Urgroßeltern schauten. Viele hoffen, dass ihre Kinder und Kindeskinder durch dasselbe Fenster blicken werden. Ein Fenster gewährt vielleicht einen Blick auf eine Kirche, eines auf eine Synagoge, eines auf eine Moschee und ein anderes auf einen Tempel oder möglicherweise einen Schrein oder eine andere Kult- oder Anbetungsstätte. Aus anderen Fenstern sieht man vielleicht die Natur, zum Beispiel Strände, Bäume, Berge etc.

Viele Menschen blicken durch das von ihnen gewählte Fenster mit dem Wunsch und der Überzeugung, ihr Fenster sei das richtige. Denn wenn das Fenster eines anderen das richtige Fenster ist, könnte das bedeuten, ihres wäre das falsche, und diese Möglichkeit könnte unter Umständen die Sichtweise ihrer gesamten Familientradition zunichtemachen. Die Vorstellung, man selbst könnte aus dem falschen Fenster schauen, ist so verstörend, dass man Menschen mit anderen Fensterausblicken sogar oft tötet und ermordet.

Aber nehmen wir an, das Schicksal kommt eines Tages in Form einer neuen Freundschaft daher. Während wir diesen neuen Freund besser kennenlernen, stellen wir fest, dass er aus einem anderen Fenster schaut. Doch irgendetwas in uns lässt zu, dass wir uns mit dieser Person gut, wohl und verbunden fühlen, sodass wir beschließen, einen raschen Blick aus ihrem Fenster zu werfen. Nur ganz kurz. Vielleicht nur den allerkürzesten Blick, wie wir uns sagen. Doch in diesem Moment der Offenheit und Einsicht sehen wir etwas – etwas, das ein wenig anders ist als das, was wir zu sehen gewohnt sind. Wir werden neugierig und beginnen die Möglichkeit in Betracht zu ziehen, wohlgemerkt nur eine Möglichkeit, dass das, was wir durch das Fenster dieses Menschen sehen, ein anderer Aspekt dessen sein könnte, was wir unser ganzes Leben lang durch unser eigenes Fenster gesehen haben. Es ist etwas Neues, etwas möglicherweise Vertrautes, wie eine andere Facette. Aber kein Widerspruch.

Infolgedessen verschiebt sich unser Verständnis, und wir erkennen: Wenn das Fenster einer anderen Person einen anderen Aspekt desselben Bildes zeigt, auf das wir bisher geschaut haben, steht es nicht unbedingt im Konflikt oder Widerspruch, sondern kann einfach eine Erweiterung unserer eigenen Sichtweise sein. Eine weitere Erhellung unserer Perspektive. Vielleicht ist da eine Kirche und eine Synagoge, vielleicht gibt es da einen Strand und einen Berg. Vielleicht sind wir davon so fasziniert, dass wir beschließen, aus ein paar mehr Fenstern zu schauen, und dann noch ein paar mehr, und das wiederum erweitert unsere Perspektive auf Gott, die Liebe und die Intelligenz des Universums.

Doch selbst wenn wir aus jedem einzelnen Fenster schauen, reicht das nicht aus, um das ganze Bild zu sehen, denn jeder Blick ist durch den Fensterrahmen begrenzt, und noch mehr durch die Wand, in die der Rahmen eingebaut ist. Im Bild gesprochen: In Wirklichkeit können wir erst, wenn wir bereit sind, nach draußen zu gehen – über die Begrenzungen der Fenster, Rahmen, Wände und Decken hinaus –, und vielleicht sogar aufs Dach steigen, plötzlich in alle Richtungen sehen.

Aber was passiert, wenn wir unseren metaphorischen Fensterrahmen zu dieser Party auf dem Dach mitbringen, wenn wir versuchen, Technik zu etwas hinzuzufügen, das ansonsten keine Technik hat? Wird sie zu einer Ergänzung oder zu einer Reduzierung? Kann das unseren Blick und unsere Sicht erweitern? Nein, natürlich nicht. Das kann sie nur einschränken, damit sie wieder in unseren Rahmen passt.

Hinsichtlich der Energieheilung sind Techniken solche Fensterrahmen. Im Hinblick auf den Ballon voller Energie bewegen wir uns durch Techniken in beschränkten Teilmengen dieser Energie.

In der Welt der Energieheilung ist nicht die *spezielle* Technik der begrenzende Faktor, sondern die *Technik an sich!* Es ist schließlich die Technik, die unsere Sicht mit einem Rahmen versieht. Die Begrenzung hat nichts mit einem bestimmten Fensterrahmen im Vergleich mit einem anderen zu tun; vielmehr wird unsere Perspektive durch den Einsatz eines Fensterrahmens, irgendeines Fensterrahmens, begrenzt.

Da es sich bei *Reconnective Healing* eben nicht um eine Technik handelt, lassen wir das Konstrukt des Rahmens gänzlich los, und so werden uns mehrere Geschenke auf verschiedenen Ebenen zuteil: Erstens ermöglicht es uns den Zugang zur gesamten Energie innerhalb unseres vierdimensionalen Ballons. Zweitens können wir ja auf die Energie in ihrer Gesamtheit zugreifen, während sich unser Ballon mit der Zeit weiter ausdehnt und durchlässiger wird, und dadurch entwickeln wir uns über die Energie hinaus, wie wir sie bisher kannten, und in die Zeitlosigkeit des neuen Lichts und der Informationen hinein.

Was bedeutet das? Wir sind nicht mehr auf Teilmengen von Energie in einem Ballon oder auf eine einzelne Murmel aus einem Beutel beschränkt, auf teilweise Heilung oder lediglich Teile der Lebenskraft oder Teile von *Das-Was-Ist*.

Indem wir uns von der Technik befreien, haben wir Zugang zu ...

A. der Gesamtheit der Energie; sie führt uns in ...
B. die neuen Aspekte des Lichts und der Informationen, und diese führen uns in ...
C. unsere zeitlose Existenz.

Dies könnte erklären, warum die Revitalisierung durch *Reconnective Healing* so unmittelbar erfolgt, selbst bei Menschen, die seit Jahrzehnten mit gesundheitlichen Problemen zu kämpfen haben, manchmal sogar besonders bei ihnen. Und da die Heilungen außerhalb von Zeit und Raum übermittelt werden, kann dies auch erklären, warum Heilungen in der Regel ein Leben lang anhalten, sich weder abschwächen noch anderweitig durch die Zeit weniger werden, und warum die Geheilten im Allgemeinen nicht immer wieder zu Auffrischungen, Neueinstellungen oder zu Heilsitzungen zur Aufrechterhaltung zurückkommen müssen.

Wo bliebe denn die Freiheit, die der Heilung innewohnt, wenn sie eine Beziehung der Abhängigkeit fördern würde?

Zusammenfassung: Die Merkmale von *ES*

Die Frequenzen von *Reconnective Healing* sind ziemlich unverwechselbar, weil sie sich meist gleichbleibend verhalten und ihre Auswirkungen leicht zu beobachten und mitzuerleben sind.

Während es also bei der *Reconnective Healing*-Erfahrung in einem Aspekt um deine Erfahrung mit den Frequenzen geht, dreht sich ein anderer Aspekt eher um deine Beziehung zu ihnen.

Was ist damit gemeint? Während *ES* sich auf seine eigene Weise zu deinem höchsten Wohl manifestieren wird, sind die Merkmale der Interaktion konsistent, in hohem Maße wiederholbar, physisch, sensorisch, beobachtbar und gleichzeitig einzigartig für jeden einzelnen Menschen.

Sollten wir diese Merkmale auf ihre vorhersehbarsten Wechselwirkungen reduzieren, wären das die folgenden:

- Wir *empfangen* die Frequenzen – wir *senden* sie *nicht*.
- Die Heilung hält in der Regel ein Leben lang an.
- Es ist *keine Technik erforderlich*, um auf sie zuzugreifen; eine Technik hemmt sogar unsere Fähigkeit, sie vollumfänglich zu nutzen.
- *ES* ist allwissend, *ES* weiß genau, wohin es gehen muss, was es tun muss und wie es das tun muss.
- *ES* ist greifbar und beobachtbar. *ES* existiert nachweislich, auch wenn man seine Parameter nicht kennt. Aspekte von *ES* sind also messbar, weshalb *ES* von der Wissenschaft anerkannt wird, auch ohne dass es einen Anfang und ein Ende gibt, und das sind wiederum Merkmale des Unendlichen.
- Die Frequenzen werden mit der Entfernung stärker.

ES bewirkt Heilungen von allen möglichen Befindlichkeiten, von körperlichen Problemen bis hin zu geistiger oder emotionaler Unklarheit, von gebrochenem Herzen bis hin zu gebrochenen Knochen und der Wiederherstellung und Umstrukturierung unserer DNA, der DNA künftiger Generationen und der Evolution der Menschheit; *ES* erzeugt Kohärenz und erhöht die Lichtemission in jedem Atom unseres Körpers. *ES* braucht keine Anleitung oder Führung von dir. Stattdessen weiß *ES* genau, was getan werden muss, um dich auf allen Ebenen in ein unermesslich höheres Gleichgewicht zu bringen: geistig, körperlich, emotional, spirituell, evolutionär und darüber hinaus. Und aufgrund seiner umfassenden Natur als Totalität und Einheit umfasst, transzendiert und bringt *ES* dir die Geschenke aller bekannten Energieheilungsmodalitäten.

Je nachdem, wen du fragst, wirst du aufgrund der persönlichen Interaktion dieser Frequenzen faszinierende, fesselnde, verblüffende und einzigartig unterschiedliche Antworten auf die Frage erhalten, wie diese Frequenzen zusammenwirken. Wie du feststellen wirst, ist es nicht so einfach, geistige, körperliche, emotionale und spirituelle Heilung zu beschreiben, wie diese vier Adjektive uns glauben machen wollen. Sie gehen uns oft leicht von der Zunge, ohne dass wir viel darüber nachdenken, und doch ist ihnen allen eine erstaunliche Tiefe zu eigen, Ebenen, Schichten und Feinheiten, die wir oft übersehen. Durch die fast schon banal klingende, sich wiederholende und auswendig gelernte Aufzählung dieser Worte geht uns häufig die Empfänglichkeit gegenüber dem tiefgründigen Charakter dessen, was sie vermitteln, verloren. Wenn wir uns mit ihnen auseinandersetzen, können wir uns selbst und damit auch anderen noch mehr zukommen lassen.

ES

Auf der mentalen und emotionalen Ebene wirst du wahrscheinlich bald feststellen, dass *ES* dir mehr Gelassenheit, Harmonie, Frieden und ein tieferes Verständnis dafür geschenkt hat, wie du mit anderen interagierst. Dadurch können sich selbst schwierigste Beziehungen wandeln, seien es nun alte, neue oder wieder aufgenommene. Manche Menschen berichten auch von einer verbesserten Ausdauer, Energie und Belastbarkeit durch die Interaktion ihres physischen Körpers mit diesem *ES* und von der Behebung körperlicher Herausforderungen und Behinderungen, unter denen manche schon von Geburt an gelitten hatten.

Auf der spirituellen Ebene wirst du höchstwahrscheinlich ein neues inneres Wissen und eine tiefe Gewissheit entdecken, dass wir uns in einem kontinuierlichen Prozess des Mitgestaltens, Förderns und Entwickelns hin zu einem höheren Ausdruck von Gnade, Freude und Liebe befinden.

Als Ergebnis deiner Interaktion mit dem *ES* entdeckst und erlebst du unmittelbar ein neues Verständnis deiner Multidimensionalität. Sobald du lernst, die Frequenzen zu erkennen, lässt dein Bewusstsein zu, dass *ES* immer und überall erreichbar ist, in einer Erfahrung von bedingungsloser Liebe.

Wenn wir *ES* empfangen und uns auf *ES* einschwingen, wird uns letztendlich der höchste Ausdruck unserer selbst offenbar, sowohl als Individuum als auch als Menschheit. Wie bei einer unendlichen Matroschka-Puppe (russische Schachtelpuppe) gibt es eine grenzenlose Anzahl von Schichten des Verständnisses über dich selbst aufzudecken, je mehr du in diese wortlose Sprache eintauchst; unter anderem wirst du von neuer Begeisterung für deine Bestimmung in der Welt erfüllt.

Ein weiterer wunderbarer Vorteil ist die Möglichkeit, zu dienen, indem du dich selbst und eine andere Person immer mehr in unser expansives neues Bekanntes eintauchen lässt. In diesem Prozess heilst du dich selbst. Und indem du dich selbst heilst, heilst du die Welt.

An dieser Stelle wollen wir die in diesem Kapitel behandelten Punkte rekapitulieren. Zunächst scheint die Liste nur kurz zu sein, aber wenn du dich wirklich damit auseinandersetzt, wirst du feststellen, dass sie ganz schön tiefgründig ist:

Wir haben über das Vorher-Jenseits (engl. »*Before-Beyond*«) gesprochen, das Funktionieren außerhalb des Reichs des Ego, und wir haben anerkannt, dass es eine Existenz gibt, die wissenschaftlich nicht vollständig messbar ist; es ging um die Suche nach Parametern in dem, was ohne Parameter ist, Gewahrsein, Einfachheit, sprachlose Sprache, Dimensionen jenseits von Dimensionen und schließlich das Gewahrsein, dass wir Gewahrsein sind.

Wir haben beobachtet, dass unsere wahre Natur außerhalb von Raum und Zeit liegt, und haben die Verbundenheit durch die Erfahrung des Bewusstseins entdeckt. Wir haben uns mit Zeitballons beschäftigt und erforscht, welche nichtlinearen Geschenke uns zuteilwerden, wenn wir empfangen, anstatt zu senden.

Jetzt wollen wir mit etwas herumspielen, das wir im nächsten Kapitel weiter vertiefen werden: ein Portal in ein reziprokes Universum.

Übung 2:
Aktives Zuhören/aktive Aufmerksamkeit – eine Erkundung

Die Voraussetzung für *Reconnective Healing* ist aktives Gewahrsein. Zunächst wollen wir eine offensichtliche Frage klären: Was ist der Unterschied zwischen aktivem und passivem Gewahrsein? Ein Unterschied besteht darin, dass *passives* Gewahrsein in der Regel nicht viel konzentrierte Aufmerksamkeit erfordert. Wenn zum Beispiel in der Küche ein Glas aus dem Regal fällt, musst du wahrscheinlich nicht besonders aufmerksam sein, um das Geräusch des auf dem Boden zerberstenden Glases zu bemerken. Das Geräusch wird sich deutlich bemerkbar machen.

Jetzt wollen wir die Messlatte ein wenig höher legen und dich in ein *aktives* Gewahrsein versetzen, und zwar anhand eines Beispiels für aktives Zuhören. Suche dir für diese Übung einen bequemen Platz, der dich möglichst wenig oder gar nicht ablenkt. Du wirst bei der Übung die Augen schließen; also führe sie bitte nicht durch, während du ein Fahrzeug steuerst, Schwermaschinen bedienst oder irgendetwas anderes tust, bei dem man die Augen offen halten und/oder mit ungeteilter Aufmerksamkeit dabei sein muss.

Setze dich bequem hin und schließe für etwa 15–20 Sekunden die Augen. Nimm nun eventuelle Umgebungsgeräusche wahr; das sind zunächst vielleicht die Geräusche von draußen: von spielenden Kindern oder einem vorbeifahrenden Auto, vielleicht auch Vogelgezwitscher.

Richte dein Gewahrsein dann auf ein paar der subtileren Geräusche in dem Raum, in dem du dich befindest, oder aus einem anderen Raum, zum Beispiel das Brummen des Kühlschranks oder eines anderen Geräts, das Brummen, an das du dich so sehr gewöhnt hast, dass du es gar nicht mehr bewusst wahrnimmst.

Gut, öffne jetzt die Augen, entspanne dich und erinnere dich an die Geräusche, die du gerade wahrgenommen hast. Damit trittst du in einen Raum des *aktiveren* Zuhörens, in einen Raum des aktiveren Gewahrseins ein.

Schließe nun erneut die Augen und lausche noch einmal auf diese Geräusche. Achte diesmal auf unterschiedliche Texturen, Dimensionen und Schichten von Geräuschen, die gleichzeitig auftreten. Horche und achte auf weiche und fließende oder eher stakkatoartige Facetten eines Geräuschs. Lausche nach Melodien und Harmonien, höheren und tieferen Komponenten, ineinandergreifenden Qualitäten und Merkmalen.

Beim genaueren Erforschen dieser Geräusche hast du vielleicht bemerkt, dass dein Körper automatisch seine Position im Verhältnis zu diesem Geräusch angepasst hat. Dein Blick ist vielleicht nach links, rechts, oben oder unten gewandert. So greifst du auf verschiedene Teile deines Gehirns zu. Dadurch erhältst du Zugang zu verschiedenen Teilen deines Gewahrseins und stärkst so dein aktives Gewahrsein und dein aktives Zuhören.

Versuchen wir es noch einmal. Aber nachdem du die Augen zugemacht hast, neigst du dieses Mal deinen Kopf absichtlich leicht zur einen oder zur anderen Seite. Lass deine Augen bewusst nach oben oder unten und nach rechts oder links wandern. Lass dich bewusst darauf ein, in den nächsten 15–20 Sekunden diese Geräusche noch genauer zu erforschen. Erkunde lauschend ihren Charakter und ihre Qualität und nimm dir Zeit zum Beobachten von Texturen, Tonhöhen und Klangschichten.

Wie du feststellen wirst, kannst du wahrscheinlich noch mehr Aspekte, Details und Feinheiten der Geräusche aufnehmen und wahrnehmen als zuvor. Herzlichen Glückwunsch! Du erhöhst gerade dein aktives Gewahrsein.

Auf den ersten Blick scheint es bei dieser Übung ums Zuhören zu gehen, aber es geht um viel mehr als das. Es geht ums Fühlen, Gewahrsein und Empfangen; alles zusammen ermöglicht es dir, in einen Zustand der Empfänglichkeit zu gelangen. Und was empfängst du? Frequenzen, Schwingungen und Resonanz auf einer bewussteren Ebene.

Wenn du mit den Frequenzen von *Reconnective Healing* interagierst, sei es als Vermittler, Klient oder einfach nur durch deine Offenheit, erlaubst du deinem Wesen durch Empfangen und Erforschen – als aktiv lauschendes Gewahrsein –, seine wahre Natur im Alltag konsequenter zum Ausdruck zu bringen.

Bitte kläre für dich die folgenden Fragen mit Gedanken, möglichen Antworten, Erläuterungen, Ideen usw., so gut du kannst:

1. Was habe ich in diesem Kapitel gelernt?

2. Was habe ich bei dieser Übung entdeckt?

3. Welche Ideen sind neu für mich?

4. Welche Ideen sind anders, als ich dachte?

5. Welche Ideen ziehe ich jetzt in Erwägung?

6. Welche Ideen fühlen sich für mich am natürlichsten an?

7. Mit welchen Ideen oder Konzepten habe ich die größten Schwierigkeiten bzw. welche sind für mich am schwersten zu akzeptieren?

8. Mit welchen Ideen oder Konzepten habe ich die größten Schwierigkeiten bzw. welche finde ich am schwersten zu verstehen?

9. Welche meiner früheren Überzeugungen und Vorstellungen sind für mich am schwersten loszulassen und aufzugeben?

10. Welche Ideen und Konzepte empfinde ich als besonders befreiend und ermächtigend?

11. Was konnte ich durch meine Bereitschaft, nichts zu wissen, bereits entdecken? Was bin ich dadurch schon geworden?

12. Was könnte ich durch meine derzeitige Bereitschaft, nichts zu wissen, in Zukunft entdecken? Was könnte ich dadurch werden?

Falls du keine Antwort auf manche der obigen Fragen findest oder dir einfach die Worte fehlen, hilft dir vielleicht das nachstehende, von uns entwickelte Modell beim Ausfüllen der Lücken:

Ich bin mir nicht sicher, ob ich das weiß, aber wenn ich es wüsste, könnte die Antwort lauten:

....

Mir fehlen die Worte, um es zu erklären, aber wenn ich die Worte hätte, würden sie vielleicht so lauten:

....

Mir fehlen die Worte, um es zu beschreiben, aber wenn ich die Worte hätte, wären es vielleicht diese:

....

3.

DAS GESCHENK DES EMPFANGENS

»Du bist nicht ein Tropfen im Ozean.
Du bist der ganze Ozean in einem Tropfen.«

Rumi

Beim Lesen dieser Zeilen *empfängst* du auf einer bewussten Ebene. Aber nicht nur auf einer bewussten Ebene. Unbewusst nimmst du Sauerstoff auf, der deine Lungen weitet, dein Blut und dein Gewebe versorgt und dich am Leben erhält. Auf der Quantenebene bestehst du aus unendlich vielen Energiefeldern und empfängst neue Aspekte von Licht und Informationen.

Wir möchten, dass du dieses Kapitel als ein geführtes Gespräch erlebst. Stell dir einmal vor, du stehst barfuß am Rande des Ozeans und blickst auf die endlose Weite des Wassers, das bis zum Horizont reicht. Es ist wunderschön, weit, majestätisch und inspirierend zugleich. Gleichzeitig beherbergt es unter der Oberfläche eine ganze Welt.

Nun betrachte deine Füße. An der Gezeitenlinie wird das Meer vom Festland getrennt. Wenn du dich umdrehst, siehst du das Land mit seinen Bergen, Flüssen, Seen, seiner Flora und Fauna. Alles ist wunderschön. Zoome dich nun hinaus, nach oben in den Weltraum, und du erblickst etwas noch Schöneres, Weiteres, Majestätischeres, Inspirierenderes: die Erde als Ganzes. Aus dieser Perspektive auf den Planeten siehst du, dass Ozeane und Festland zwei Aspekte sind. Ganz ähnlich wie das Unendlichkeitssymbol stehen beide Teile von Natur aus in einer Wechselbeziehung; dieses Zusammenspiel zeigt beispielhaft auf, dass man nicht empfangen kann, ohne zu geben, und auch nicht geben kann, ohne zu empfangen. Dies ist die Bedeutung des Empfangens im Zusammenhang mit der *Reconnective Healing*-Erfahrung.

Mehr als nur ein Kreislauf

Mit dem Aufkommen der sozialen Medien messen manche Menschen ihren Wert in Likes und Seitenaufrufen; anscheinend leben wir in einer sehr ich-zentrierten Zeit.

»Ich« ist die Sprache des Getrenntseins, die so oft missverstanden wird. Manchmal meinen wir, die Leute betrachten die Vorstellung des Empfangens als selbstsüchtig.

In dem Versuch, das Pendel gegen die Gezeiten einer Ich-ich-ich-Welt zurückzuschwingen, glauben manche Menschen, sie müssten geben-geben-geben und nur geben. Da Empfangen und Geben Aspekte derselben Wechselbeziehung sind, hat unsere lineare Sprache rund um diese Vorstellung uns wieder einmal eine »umgekehrte Wahrheit« vermittelt.

Die Bedeutung von »empfangen« scheint durch die moderne Sprache und den modernen Sprachgebrauch sogar etwas korrumpiert worden zu sein; etymologisch betrachtet bedeutet das Wort in Wirklichkeit etwas ganz Einfaches. In seiner reinsten Form bedeutet »empfangen«: etwas anzunehmen, das angeboten oder bereitgestellt wird. Man könnte es auch als »geschenkt bekommen« betrachten – doch viele Menschen verwechseln »empfangen« mit »nehmen«.

Da haben wir es wieder ... Glaube nicht alles, was du hörst und denkst! Unser Sprachgebrauch kann Verwirrung stiften.

In Bezug auf die *Reconnective Healing*-Erfahrung ist das Nehmen eine völlig falsche Darstellung dieser Interaktion. Eigentlich hat das Konzept des Empfangens nichts mit Nehmen zu tun; vielmehr ist das Empfangen der entscheidende Kopplungspunkt, an dem die Frequenzen in dieser Dimension manifest werden können. Dies geschieht durch den Empfänger.

In Wirklichkeit betrachten und verstehen wir unser menschliches Leben gerne als etwas Lineares, nicht zuletzt aufgrund der Begrenztheit unserer Wahrnehmungen, Sinne und Gefühle, was letztlich zu vielen unserer Überzeugungen führt.

Dementsprechend scheint es ein fast transaktionsbezogenes Element im Leben zu geben: Wir werden geboren, wir leben, wir machen ein paar beglückende Erfahrungen, wir machen ein paar weniger beglückende Erfahrungen, wir lieben hoffentlich auch, und dann sterben wir (na gut, wir hätten das Ganze auch etwas poetischer beschreiben, ein paar Hochzeiten und Bar Mizwas einbauen und auch den Teil mit reinnehmen können, in dem wir zurückkommen und das Ganze noch einmal machen).

Wir können es auch auf eine viel tiefere Ebene bringen. Aktuelle Überlegungen in der neuen Quantenphysik legen nahe, dass wir tatsächlich jeden Tag 50 bis 70 Milliarden Zellen in unserem Körper recyceln. In jeder Zeptosekunde (ein Billionstel einer Milliardstel Sekunde) werden wir vom Teilchen zur Welle oder, anders gesagt, zur Ganzheit mit dem gesamten Universum.

All dies könnte schließlich die *ganz große Frage* aufwerfen: *Sterben wir auf atomarer Ebene – bzw. auf irgendeiner Ebene – jemals wirklich? Sind wir in gewisser Weise wissentlich irgendwie eine Illusion? Sind wir die unendlichen Modulationen von* Energie, Licht & Information, *die in unserer Erfahrung real erscheinen?*

Wir wollen zunächst die Erfahrung der dualen Heilung untersuchen. Besonders in den Heilkünsten wird das Empfangen oft als linear wahrgenommen. Bei einer Heilung gibt es zum Beispiel einen transaktionalen Austausch zwischen dem Heiler und der zu heilenden Person. Die implizite Dynamik besteht darin, dass derjenige, der geheilt wird, sich an einem Punkt des Mangels bzw. der Unvollständigkeit oder Nicht-Ganzheit befindet; der Heiler hat das Heilmittel, und deshalb verstehen wir das so, dass der Heiler der Person, der es an Ganzheit mangelt, eine Heilung sendet oder übermittelt. Das ist jedoch ein *veraltetes Konzept der Energieheilung!*

Heilung ist eine Manifestation des unendlichen Bewusstseins, der Quelle des Universums. In diesem Austausch werden Heiler und Geheilter zu mehr als das, was sie als scheinbare oder wahrgenommene Individuen sind – und sie spielen dabei die Rolle der unendlichen Inspiration.

Zwei …,
die nicht zwei sind …,
kommen zusammen.

Das scheinen Aspekte einer Reise zu sein, die im Kreis verläuft und am selben Ort beginnt und endet. Allerdings beginnt und endet diese Interaktion nicht am selben Ort wie ein einfacher Stromkreis. Das Empfangen geht kontinuierlich vor sich, und deshalb ist eine Spirale vielleicht ein passenderes Bild. Als mathematische Darstellung der universellen Ordnung basiert die Spirale auf dem sogenannten *Goldenen Schnitt*. Laut Jonathan O'Callaghan von MailOnline haben südafrikanische Forscher die These aufgestellt, dass im Universum ein Goldener Schnitt herrsche; sie sagen, die Raum-Zeit werde von einer mathematischen Konstante bestimmt.

Die Spirale gerät außer Kontrolle – *dem Himmel sei Dank!*

Durch unser Verständnis des Goldenen Schnitts kann man sich anhand einer Spirale ein sich ausdehnendes Universum besser vorstellen, obwohl selbst dies die einzige Erfahrung der *einen* Wirklichkeit ist: Bewusstsein. Immer unendlich und unverändert durch jegliche Erfahrung, auch unsere eigene wahrgenommene Ausdehnung.

Die Pyramiden von Gizeh und Da Vincis »Mona Lisa« wurden mithilfe des Goldenen Schnitts entworfen. Blumen, Muscheln, Honigbienen und der menschliche Körper weisen alle den Goldenen Schnitt auf, und damit ist die Liste keineswegs zu Ende. Die Spirale ist jedoch nur ein gutes Anfangsbild, um eine Perspektive auf das Drei-Wege-Konzept des Austauschs von *Energie, Licht & Information* in der *Reconnective Healing*-Erfahrung zu gewinnen, denn dabei handelt es sich nach wie vor um ein lineares Design; der heilende Austausch dagegen ist *nicht* linear.

Der Punkt, wo die Spirale ihren Ursprung hat und sich vollendet, ist die Energie der Quelle, auch »Gott«, »Liebe«,

»unendliche universale Intelligenz« genannt; unser Name dafür ist *»Energie, Licht & Information«*.

Wenn wir in der Heilung empfangen, findet nicht etwa ein Austausch statt, sondern eher eine *Reorganisation,* ein Aufnehmen, ein Rauschen ... hin zu einem neuen Bekannten.

Bevor wir auf das Wie und seine Dynamik eingehen, müssen wir über die Vorstellung von Ganzheit im Kontext der Heilung sprechen.

Zur *Ganzheit* erwachen

Viele Menschen stellen sich Heilung gerne als eine Rückkehr zur Ganzheit vor. Doch genau dadurch implizieren wir fälschlicherweise einen Mangelzustand. Wir wollen dieses Konzept von Heilung umdeuten und erklären, dass es weder um eine Reise zur Ganzheit noch um eine Rückkehr zur Ganzheit geht – es geht um *unser Erwachen zu unserer stets gegenwärtigen Ganzheit.* Diese Ganzheit ist da, war immer da und wird immer da sein. Sie war einfach nur verborgen, verhüllt durch unsere Lebensumstände, was in der Person und deren Handeln zum Ausdruck kommen kann, die wir im Leben auf körperlicher, geistiger, spiritueller und emotionaler Ebene zu sein scheinen.

Tagtäglich wird uns eingebläut, die meisten von uns seien kaputt und müssten sozusagen »in Ordnung gebracht« werden. Doch das grundlegende Verständnis von *Reconnective Healing* besagt: *Wir sind ganz, waren immer ganz und werden immer ganz sein!*

Doch die endlos auf uns einströmenden Botschaften der Gesellschaft, die besagen, dass wir uns in Ordnung bringen müssen, implizieren etwas, was uns unserer Macht beraubt und nur schwer zu erkennen ist: nämlich dass wir uns selbst heilen und/oder geheilt werden müssen, bevor wir anderen Heilung ermöglichen können. Dies hat nichts mit Empfangen zu tun, sondern ist eine *auf Angst basierende Illusion*.

Sollte Parkinson, ein Herzgeräusch, ein Hinken, ein Husten oder ein eingewachsener Zehennagel uns wirklich dazu bringen, zu hinterfragen, ob wir würdig sind, an einer Heilungsgleichung für andere teilzuhaben? Ernsthaft? Wollen wir uns wirklich von der Unsicherheit dieses falschen Glaubens davon abhalten lassen, das Geschenk der Heilung zu teilen?

Sobald wir erkennen, dass wir von Natur aus ganz sind, sind Überlegungen dahingehend, dass wir bestenfalls zunächst unser eigenes, umfassendes Wohlbefinden empfangen und nachweisen müssen, bevor wir anderen Heilung ermöglichen können, unbegründet. Es ist an der Zeit, sich dessen bewusst zu werden, dass ein großer Teil unserer eigenen Heilung darin besteht, die Heilung anderer zu fördern. Wenn wir warten, bis wir uns selbst oder Aspekte von uns selbst, die wir mangelhaft finden, geheilt haben, bevor wir die Rolle des Heilers übernehmen, legen wir unsere eigene Heilung auf Eis und berauben die Welt gleichzeitig eines Geschenks, das jeder von uns in diesem Moment zu bieten hat.

Glücklicherweise wird die vermeintliche Notwendigkeit dieser aufeinanderfolgenden Schritte durch die *Reconnective Healing*-Erfahrung aufgelöst. Das ist ein Quantensprung nach vorn. Wenn wir diese unnötigen Einzäunungen, hinter denen wir uns verbergen und die unser Vertrauen untergraben, entfernen, tun wir den Schritt in unsere inhärente Natur als Heiler und Heilerinnen und fordern wirklich und wahrhaftig unsere Ganzheit zurück.

Unser Ganzsein ist unsere Heiligkeit

Unsere Ganzheit ist der Teil von uns, der sich daran erinnert und weiß, dass wir überall existieren und mit allem und jedem verbunden, eins mit allem und jedem sind. Unsere Transparenz ist ein Ausdruck unserer Bereitschaft, dies zu bezeugen und offenzulegen.

Diese Offenlegung, das heißt das, was wir mit der Gabe des direkten Gewahrseins zurückgewinnen, ist nichts aus der Kindheit oder einem früheren Leben. Wir gewinnen vielmehr die reine Essenz des irreduziblen Selbst zurück, das ohne die Begrenzung von Raum und Zeit im Vorher-Jenseits existiert. Es ist die Verbundenheit der Formlosigkeit, die die Organisation unseres Körpers als Materie und Form, Materie und Nicht-Materie erfährt, die Heiligkeit des *ES*, das Heilsein bzw. die Ganzheit des *ES*. [Im Englischen wird hier mit den ähnlich klingenden Wörtern »*wholeness*« (dt. Ganzheit, Ganzsein) und »*holiness*« (dt. Heiligkeit) gespielt. (Anm. dt. Red.)]

Als bewusste Gefäße, als Materie mit Gewahrsein, verbunden mit allem und jedem, gibt es keine Veranlassung dazu, uns als getrennte Entitäten wahrzunehmen, nur weil der mentale Verstand und das Ego diese Illusion erzeugen. Vor allem, weil wir in Wirklichkeit integrale Erfahrungen der *einen* Entität sind.

Vielleicht stellst du dir nun die Frage: »Wenn ich mit allem und jedem verbunden und Teil des Ganzen bin, wer bin ich dann als Individuum und welche Rolle spiele ich?«

Du spielst die Rolle der *Erfahrung!* Und deine Rolle als *Licht,* das vom Licht erschaffen wurde, besteht darin, mehr Licht aus dem Licht zu erschaffen und hervorzubringen. Oder poetischer ausgedrückt:

»Zweifle nie an dem Licht und der Liebe,
die jeden Tag als du auftauchen;
zweifle an der mentalen Illusion,
die dich vom Gegenteil zu überzeugen versucht.«

Anonym

Vielleicht ließ erst unsere große Faszination von unserer scheinbar herausragenden Rolle als Individuum – und nicht unserer Rolle als Teil eines größeren Ganzen – den Eindruck eines zerrissenen Ganzen entstehen.

Die Rezeptionsdynamik der *Reconnective Healing*-Erfahrung

Wenn du eine Kerze anzünden willst, brauchst du zunächst einmal Feuer von einer externen Quelle. Einmal entzündet, erzeugt das Licht der Kerze eine Leuchtkugel, die vom Brennpunkt, dem Docht, nach außen strahlt. Der Docht wird so zu einer Lichtquelle.

Genau das geschieht, wenn wir die Frequenzen von *Reconnective Healing* empfangen. Aber wie empfangen wir die Frequenzen? Wo ist die Schnittstelle?

Zur Erklärung ziehen wir die Entdeckungen von Dr. Fritz-Albert Popp heran, einem deutschen Biophysiker, der das Studium der Biophotonen revolutioniert hat. Biophotonen sind Teilchen, die in biologischen Systemen existieren und gespeichert sind und deren Aufgabe es ist, Licht auszusenden und zu übertragen. Sie sind hauptsächlich im ultravioletten und schwach sichtbaren Lichtspektrum nachweisbar. Jede Zelle in unserem Körper produziert Biophotonen, die lebenswichtige Botschaften zwischen den Zellen auf verschiedenen Lichtfrequenzen übertragen.

Stell dir einen Schwarm Glühwürmchen in der Nacht vor – und jedes einzelne Glühwürmchen als Biophoton. So wie sie über ihr Licht kommunizieren, um andere Artgenossen zu erkennen oder zwischen männlichen und weiblichen Glühwürmchen zu unterscheiden, übermitteln auch Biophotonen Daten, unter anderem über den Zustand unserer Zellen.

Im Zuge der biophotonischen Kommunikation geht der Biophotonen-Austausch jeder biochemischen Reaktion im Körper voraus. Man geht davon aus, dass der Schnittpunkt zwischen unserer DNA und der Biophotonen-Emission die Prozesse im Körper antreibt.

Dr. Popp sagt: »Wir wissen heute, dass der Mensch im Wesentlichen ein Lichtwesen ist. Das hat die moderne Wissenschaft bewiesen. Im Kontext der Heilung sind die Auswirkungen dieser Erkenntnis immens.«

Unsere geschätzte Freundin Lynne McTaggart, Forscherin und Autorin des *»New York Times«*-Bestsellers *»The Field«* [dt. Ausg. *»Das Nullpunkt-Feld: Auf der Suche nach der kosmischen Ur-Energie«*], schließt sich Dr. Popp an: »Wir sind alle Kerzen. Wir alle senden ständig Photonen aus.«

Diese Biophotonen sind winzige Lichtbündel, die als Quanteninformationen existieren – lebendiges Licht, das von der zellulären DNA stammt. Lebendiges Licht, das aus einer Quelle stammen muss.

Unsere Körper bestehen im Wesentlichen aus Licht, so Popp und McTaggart, und die Biophotonen (Licht), aus denen unsere Körper bestehen, tauschen ständig Informationen untereinander aus. Wenn dieses Licht in kollektiver Kohärenz ist, erklärt McTaggart weiter, ist das »wie ein subatomares Telefonnetzwerk«, das als eine riesige Welle agiert oder wie Stimmgabeln funktioniert, die miteinander in Resonanz gehen.

Quantenkohärenz bedeutet, »dass subatomare Partikel fähig sind, miteinander zu kooperieren«. Sie kommunizieren »wie eine Vielzahl von Stimmgabeln, die alle beginnen, miteinander zu schwingen. Während die Wellen in Phase kommen, also synchron schwingen, fangen sie an, sich wie eine riesige Welle oder ein riesiges subatomares Partikel zu verhalten«, wie wenn die einzelnen Instrumente in einem Orchester in perfekter Orchestrierung spielen.

Die Art von Kohärenz, die durch die Biophotonen erzeugt wird, dient dazu, den Körper in Einklang zu bringen bzw. in eine optimale Funktionstüchtigkeit. Unterschiedliche Frequenzen weisen dann die Zellen an, unterschiedliche Funktionen auszuführen. All dies spricht für das *Lichtmodell* anstatt für das *biochemische Modell der Heilung*. Dieses Lichtmodell könnte die Frage beantworten, warum bei einer *Reconnective Healing*-Erfahrung außerhalb von Raum und Zeit sofortige Veränderungen eintreten.

Wie wir sowohl aus der *Reconnective Healing*-Erfahrung selbst als auch von herausragenden Biophotonik-Forschern wissen, kommt das Licht eindeutig von der Quelle selbst. Während wir empfangen, werden wir also zu einer Inspiration für das Licht.

Wir werden auch zu einem Portal, um mehr Licht und Informationen in die vierdimensionale Welt zu lassen, und zwar sowohl im Wortsinn auf biophotonischer Ebene als auch im übertragenen Sinn als die Quelle der Inspiration für den Übertragungskanal. Auf diese Weise werden wir zu einer Lichtquelle, die eine Einflusskugel ausstrahlt.

Wie wir wissen, hat eine Kugel kein richtungsweisendes Element, daher geht das Licht einer Kerze nicht in eine Richtung, sondern in alle Richtungen. Sobald deine Kerze Licht von einer anderen Feuerquelle empfängt, kannst du diese Kerze in die Dunkelheit bringen, sodass jene, die einst im Dunkeln saßen, das Licht empfangen können.

Sooft wir es zulassen, dass wir empfangen, werfen wir ein größeres Licht aus, das wiederum eine größere Einflusskugel für die Menschen in unserem Umfeld erschafft. So wird jedermanns Kerze angezündet, und das Kollektiv kann ein stärkeres Licht und eine stärkere Einflusskugel aussenden.

Das ist die Kraft von *Reconnective Healing*: Sie beleuchtet einen neuen Weg zu unserem wahren Selbst.

ES bewegt uns, ohne dass wir an *ES* glauben müssen, zum nächsten Sprung auf unserer Lebensreise. Dabei zeigt *ES* uns unseren Ausdruck in Form von Klarheit, Frieden, Licht, Einssein, Glück, Ausgeglichenheit, Empfängnis und Liebe. Heilung. Auf allen Ebenen.

Durch das Prisma der Zeit betrachtet, vollzieht sich die gesamte Evolution in Mikroschritten, das heißt, die Entwicklung einer Art schreitet im Lauf der Zeit durch die allmähliche Anhäufung winzigster Veränderungen voran. Die Gesamtheit der Veränderungen im Lauf der Zeit summiert sich zur Weiterentwicklung einer Art auf Grundlage bestimmter biologischer und physiologischer Veränderungen, die einen Organismus besser geeignet und anpassungsfähiger an eine sich entwickelnde Umwelt machen. Kurz gesagt, jede kleine Veränderung ist Teil der Gesamtsumme der großen Veränderung.

Irgendwann erreicht die Gesamtheit der Mikroveränderungen eine kritische Masse; es treten also genügend Mikroveränderungen auf, um ein bestimmtes Ergebnis zu erzielen. Dies ist der Zeitpunkt, an dem spürbare Veränderungen eintreten.

Aus Sicht der Wissenschaft findet in der natürlichen Welt bei jeder *Reconnective Healing*-Erfahrung eine Erweiterung des direkten Gewahrseins statt. Schließlich strahlen wir dies nach außen aus, und dabei können wir nicht umhin, eine *Kugel liebevollen Einflusses zu verbreiten*. Einfach ausgedrückt erstrahlt die wahre Natur unseres Selbst als Feld aller

Erfahrung. Noch einfacher gesagt: Du bist ein essenzieller Teil des Ganzen.

In diesem Moment unserer erfahrungsmäßigen Entwicklung ist es wichtig, klar zwischen dem Konzept des Empfangens und dem des Nehmens zu unterscheiden. Das *Empfangen* ist ein wesentlicher Teil des katalytischen Austauschs zwischen *ES* und deinem getrennten Ich. Als Empfänger bist du die Quelle für die erfahrungsbezogene Inspiration des *ES*. Deine Lebenserkenntnis dient nicht nur der Quelle, sondern auch deinen Mitmenschen. Gibt es eine größere Aufgabe, die jeder von uns in seinem Leben zu erfüllen hoffen könnte?

Dienen als Erfahrung von Unendlichkeit

Solange unser Herz schlägt, sind wir alle Empfangende und können so die essenzielle Lebenskraft sein, die durch das Material und die Materie unseres Körpers sowie durch alles lebendige Material und die Materie fließt. Wenn unser Gewahrsein darauf ausgerichtet ist, diese Essenz bzw. Lebensquelle zu empfangen und zu ihrem optimalen inspirierenden Ausdruck zu werden, anstatt darauf, davon getrennt und verschieden zu sein, bringen wir eine viel friedlichere, gelassenere Welt zum Ausdruck.

Innenschau bedeutet, zu erkennen, dass wir, jeder Einzelne von uns, aus der Quelle kommen. Doch so viele schauen auf ihrer Suche nach Verständnis nach außen. Je mehr Menschen sich auf ihr inneres Netz statt auf das Internet verlassen, je mehr wir dieses innere Wissen anzapfen und unsere zeitlose Multidimensionalität erkennen, desto schneller kann die *Reconnective Healing*-Erfahrung das nächste Neuland des menschlichen Ausdrucks betreten, in der unsere Erfahrung des individuellen Selbst und des universellen Selbst dieselbe ist.

Die Forscher

»Die höchste Form der Ignoranz ist es,
wenn man etwas ablehnt,
worüber man nichts weiß.«

Wayne Dyer

Als *Reconnective Healing* verstärkt wissenschaftlich erforscht wurde, war darüber bereits einiges bekannt. Zum Beispiel machen sich die Heilergebnisse oft ziemlich sofort deutlich bemerkbar und halten zudem oft lebenslang an. Außerdem manifestieren sie sich oft schon, *bevor* die terminierten bzw. beabsichtigten *Reconnective Healing*-Sitzungen stattfinden.

Außerdem wussten wir, dass die Energie und die Empfindungen der Teilnehmer in den Räumlichkeiten, wo die Lehrprogramme und Workshops stattfanden, sehr stark, greifbar und unmittelbar waren. Darauf wurde in *»The Reconnection: Heile andere, heile dich selbst«* Bezug genommen.

An dieser Stelle wollen wir neuere wissenschaftliche Daten vorstellen, die damals noch nicht vorlagen. Laut Dr. William Tiller, einem Pionier der Quantenphysik und emeritierten Professor der Stanford University, gibt es etwas, das die Wissenschaft als »positive Raum-Zeit« bezeichnet, und etwas anderes, das »negative Raum-Zeit« genannt wird.

Positive Raum-Zeit ist der Bereich der physischen Materie und der physischen Welt, in der die Elektrizität die wichtigste

Kraft in elektromagnetischen Feldern ist. Hier herrscht eine Tendenz zu zunehmender positiver Entropie (Unordnung), die Geschwindigkeiten sind auf die Lichtgeschwindigkeit begrenzt, Gleiches stößt sich ab, Gegensätzliches zieht sich an. In diesem Bereich schwingen und bewegen sich Energie und Materie mit einer Geschwindigkeit, die unter oder nahe der Lichtgeschwindigkeit liegt, und sind grundlegend »elektromagnetischer« Natur.

Negative Raum-Zeit ist die Domäne des Feinstofflichen/ Geistigen und der metaphysischen Welt. Hier ist der Magnetismus die primäre Kraft in elektromagnetischen Feldern. Negative Raum-Zeit tendiert zu zunehmender Syntropie, also Ordnung, bzw. negativer Entropie, die Geschwindigkeiten liegen über der Lichtgeschwindigkeit, Gleiches zieht sich an, und Gegensätzliches stößt sich ab. In der negativen Raum-Zeit schwingen Energie und Materie mit Geschwindigkeiten, die über der Lichtgeschwindigkeit liegen, sind magnetisch und grundsätzlich von »magnetoelektrischer« Natur.

Mit diesem Modell ebnete Dr. Tiller den Weg für neue Theorien zur Erforschung des Konzepts des Bewusstseins. Als angesehener Wissenschaftler spielte er eine zentrale Rolle dabei, eine Brücke zwischen unserem Verständnis von Spiritualität und Wissenschaft zu schlagen.

Dr. Tiller interessiert sich schon lange für feinstoffliche Energien. Sehr sensitive Menschen haben diese subtilen Energien schon seit Jahrtausenden gesehen, gefühlt und darüber berichtet, doch sie konnten mit den Möglichkeiten vieler anerkannter wissenschaftlicher Methoden der Zeit nicht gemessen werden oder wurden bei der Verwendung herkömmlicher Messgeräte nicht registriert, obwohl die Existenz dieser Energien in immer mehr hochmodernen randomisierten, kontrollierten und doppelblinden Studien nachgewiesen wurde.

Dr. Tiller war von der Fülle der Daten über diese feinstofflichen Energien fasziniert und investierte seine Zeit und sein beträchtliches Fachwissen in die Entwicklung noch zuverlässigerer Geräte zu ihrer Erkennung und Messung.

Als wir Dr. Tiller begegneten, hatten er und sein Forscherkollege Walter Dibble bereits eine Reihe erfolgreicher Experimente zu Energieheilungsmodalitäten mit seinem neuesten Gerät durchgeführt. Sie hatten schon viel über *Reconnective Healing* gehört und erkannten, dass unsere Ausbildungsveranstaltungen eine ideale Gelegenheit bieten würden, mit ihrer Forschungsarbeit weiterzumachen. Dr. Tiller ging davon aus, dass er dieselben Ergebnisse erhalten würde wie bei seinen früheren Experimenten mit Energieheilungstechniken, also schickte er Dibble, um die erste Studie durchzuführen. Doch die Ergebnisse waren für Tiller und Dibble voller Überraschungen; sie waren nämlich anders als alle Messungen, die sie bisher durchgeführt hatten. Um sich zu vergewissern, dass alle Verfahren, Protokolle und Instrumente einheitlich zum Einsatz kamen, entschied sich Tiller dazu, jede weitere Phase der Studie persönlich zu überwachen.

Nachdem er über mehrere Monate hinweg alle möglichen Experimente durchgeführt hatte, holte er weitere Forscher aus der ganzen Welt an verschiedene Orte, an denen wir Sitzungen abhielten: von Sedona in Arizona bis hin zu Los Angeles in Kalifornien sowie zahlreichen weiteren Städten. Er bestand auf Studien an mehreren Orten, unter Einbeziehung weltbekannter Forscher, weil etwas noch nie Dagewesenes passierte, und die Welt der Wissenschaft wollte Beweise sehen, um erklären zu können, was da warum und wie vor sich ging.

Die Forscher nahmen an jedem Ort Ausgangsmessungen vor. Während dieser Phase hielten sie die atmosphärischen Bedingungen, unter anderem Luft- und Wassertemperatur, aber auch weitere ganz normale, alltägliche Daten fest. Während der eigentlichen Experimente wurden dieselben Daten erneut erfasst, die Unterschiede aufgezeichnet und im Vergleich zu den Ausgangsdaten analysiert. Zum Erkennen von Veränderungen der feinstofflichen Energie wurden mit Dr. Tillers Vorrichtungen und Geräten Messungen und Veränderungen der thermodynamischen freien Energie im Ausbildungsbereich durchgeführt bzw. berechnet.

Was ist *thermodynamische freie Energie?*

Schlüsseln wir das einfach auf: »Thermodynamisch« bedeutet »temperaturbezogen«; »frei« bedeutet »verfügbar«, und »Energie« bedeutet ... nun ja ... »Energie«! Dr. Tiller und sein Team entdeckten etwas, was sie als *»überschüssige* thermodynamische freie Energie« bezeichneten. Mit anderen Worten: *mehr* – in diesem Fall *weit mehr* – Energie als üblich, die verfügbar ist und auf Wärme- und Temperaturveränderungen reagiert, damit korreliert oder ihnen entspricht. Die Temperaturveränderungen wirken sich darauf aus, was die freie Energie macht, bzw. spiegeln das wider, und umgekehrt wirkt sich die freie Energie auf die Temperaturentsprechungen aus bzw. spiegelt diese wider. In der Physik und der physikalischen Chemie bezieht sich der Begriff »freie Energie« auf die Menge an innerer Energie eines thermodynamischen Systems, die zur Verrichtung von Arbeit zur Verfügung steht. In unserem Fall bezieht sich die »Arbeit« auf die evolutionäre Heilung auf allen Ebenen.

Ein wenig Hintergrundwissen: Die Messwerte waren so hoch, dass uns Dr. Tiller die Ergebnisse nicht mitteilen wollte und weitere Studien für erforderlich hielt – obwohl das ursprünglich nicht geplant war –, um die Ergebnisse der ersten Studie zu verifizieren. Er zog renommierte Forscher hinzu, unter anderem Dr. Gary Schwartz von der University of Arizona und Dr. Konstantin Korotkov aus St. Petersburg, Russland. Sie bestätigten, dass am ersten Veranstaltungsort etwas passierte, was das Verhalten der thermodynamischen freien Energie in einer völlig unerwarteten Weise beeinflusste. Und die gleichen Vorkommnisse zeigten sich in den Messwerten an jedem anderen Schulungsort, an dem er und die anderen Forscher ihre Folgestudien durchführten. Wie die Ergebnisse darlegten, war an diesen Orten jedes Mal, noch *bevor* wir mit unseren Workshops oder Schulungen begannen, ein verblüffender Anstieg der Energie und eine außergewöhnliche Veränderung des atmosphärischen Drucks zu verzeichnen. *Die Räume wurden irgendwie »konditioniert«,* wie die Forscher es nannten, und zwar *schon Tage oder sogar Wochen vor unserer Ankunft.* Fingen die Räume ohne uns an? Und war die Entdeckung, dass die Räume bereits vor Beginn der Ausbildungsprogramme konditioniert wurden, ein Teil des Schlüssels zur Erklärung, warum die Heilungen oft vor dem geplanten Beginn der *Reconnective Healing*-Sitzungen stattfinden?

Anders ausgedrückt: Traf die *Reconnective Healing*-Intelligenz ein, als das Universum bzw. das Feld dessen gewahr wurde, dass es dort ein Ausbildungsprogramm geben sollte? *War die* Reconnective Healing-*Intelligenz bereits gegenwärtig, weil sie außerhalb von Zeit und Raum funktioniert?* Und ist sie deshalb nicht durch die menschliche Illusion von Vergangenheit oder Zukunft begrenzt, sondern existiert immer im »Jetzt«? *Geschah die Konditionierung in dem Moment, als wir unsere Aufmerksamkeit auf sie richteten?* Hat sie beschlossen, sich erst dann zu erkennen zu geben?

Die ultimative Überraschung für die Doktores Tiller, Schwartz und Korotkov bestand jedoch in der Erkenntnis, dass sich die Lufttemperatur zwar nur um ein paar Grad geändert hatte, die in der thermodynamischen freien Energie gemessene überschüssige Änderung aber 300 Grad Celsius bzw. 572 Grad Fahrenheit betrug!

Der zurückhaltende, sehr wortgewandte Forscher atmete untypisch lange und tief ein, hielt inne und murmelte dann: »Das ist enorm!«

Die Antworten, die Dr. Tiller zur Erklärung dieses Phänomens fand, sind verblüffend. Er stellte fest, dass jedes Mal, wenn einer von uns zu den Zuhörern sprach oder wenn die Gruppe an ihren Liegen übte, die Entropie dieser kollektiven Energie stark abnahm – mit anderen Worten, die Ordnung bzw. Organisation der Energie stieg gewaltig an. Sie ging von einem willkürlich frei fließenden in einen geordneten bzw. »gekoppelten« Zustand über, wie Dr. Tiller es nennt. Das Einzige, was dies bewirken könnte, so Tiller, ist eine verstärkte Informationserzeugung – oder anders ausgedrückt: Überschüssige freie thermodynamische Energie stand in Kommunikation mit etwas, das ihr sagte, sie solle sich gezielter verhalten!

Laut Dr. Tillers Verständnis wurden die Partikel, aus denen diese Energie besteht, mit anderen Partikeln anderswo *gekoppelt bzw. verschränkt*. Dieses Anderswo ist der sogenannte »reziproke Raum« bzw. das »reziproke Universum«. Das bedeutet: Es gibt einen »Raum« bzw. ein »Universum«, das »unseren« Raum in jeder Hinsicht überlagert; dieser reziproke Raum enthält anscheinend höhere, weiter entwickelte Informationen.

Dr. Tiller und seine Kollegen waren von diesen Erkenntnissen völlig verblüfft und bestätigten, dass *Reconnective Healing* wissenschaftlich nachweisbar und reproduzierbar ist.

Jetzt wollen wir einmal einen Gang zurückschalten, um das alles begreifen zu können:

Wo oder wann immer Teilchen in unserer Existenz mit Teilchen im reziproken Raum verschränkt oder gekoppelt werden, findet ein sofortiger Informationsaustausch statt. Daraufhin verändert sich unsere Realität augenblicklich und passt sich sofort an diese Informationen an. Wenn wir mit den Frequenzen des *Reconnective Healing* kommunizieren, werden unsere Partikel mit einer anderen Dimension/einem anderen Universum gekoppelt/verschränkt, in dem wir in einem höheren Raum/Aspekt der Balance, Ganzheit und Gesundheit existieren.

Diese überzeugende Erklärung führt Dr. Tiller für die einzigartig kohärenten, augenblicklichen Heilungen an, die er im Zusammenhang mit der *Reconnective Healing*-Erfahrung beobachtet hat. Werden diese Informationen, die jenseits von Raum und Zeit existieren, mit unseren Partikeln in diesem Raum und dieser Zeit (oder dem, was wir als das Hier und Jetzt wahrnehmen) geteilt, profitieren unsere Partikel von dieser Interaktion und wandeln sich so unmittelbar um. Wenn das nicht das Nonplusultra der Rezeption bzw. des Empfangens ist, was dann?

Was bewirkt nun diese kohärente Verschränkung in den *Reconnective Healing*-Ausbildungsprogrammen und -Sitzungen, aber auch beim Lesen von Büchern, beim Betrachten von Internetvideos und Präsentationen oder bei damit verbundenen Lernerfahrungen? Es scheint ein Gewahrsein dieses reziproken Universums mit uns als Teilnehmern zu sein, die ihre Aufmerksamkeit auf *ES* richten.

Wie die Forschung zeigt, wird die Energie immer fokussierter, selbst wenn man nur den Ausbildern und Rednern zuhört. Wenn du deine Reise mit *Reconnective Healing* fortsetzt, wirst du wahrscheinlich auch in anderen Aspekten deines Lebens eine Syntropie, eine Ordnung und in deinem Leben rasche Fortschritte und Verbesserungen bemerken.

Unter www.DrEricundJillian.de findest du weitere Informationen für deine Reise mit *Reconnective Healing.*

In dir, durch dich und um dich herum

Instinktive Neugier ist zutiefst in unserer menschlichen Natur verwurzelt. Über alle Kulturen, Religionen, sexuellen Orientierungen, geschlechtlichen Identitäten, Glaubensbekenntnisse und Rassen hinweg ist Neugier ein universelles Konzept, das Teil eines viel größeren Bildes ist als das, was unsere Eltern oder Lehrer – die vielleicht manchmal unserer ständigen Fragen nach dem »Warum ..., warum ..., warum ...?« überdrüssig waren – überhaupt gesehen haben.

Warum? Weil unsere menschliche DNA uns daran erinnert und dazu inspiriert, die Natur des Lebens und der Realität zu erforschen. Dies ist schließlich ein Aspekt dessen, wie das Universum sich selbst erkennt – durch unsere Selbsterforschung, unsere Neugier und letztlich durch unsere Teilhabe an seinem Geheimnis.

Denn sooft wir eine Erkenntnis gewinnen, sooft sich unser Bewusstsein weiterentwickelt, und sei es nur um ein einziges Proton in einem einzigen Atom, ist das eben nicht alles. Ein höheres Gewahrsein entsteht, weil dieses eine Proton mit einem anderen Proton geteilt wird ... und mit dem Proton daneben und dem gegenüber ... und in einem Proton im entsprechenden Gewebe oder in einem anderen Teil des Körpers. Und in einem Proton in der Person neben dir und in einem Proton in jemandem auf der anderen Seite des Zimmers, des Flurs, in einem anderen Teil des Landes sowie in einer Person, an die du vielleicht gerade denkst, in einem anderen Teil der Welt. Es wird sogar mit einer Person geteilt, an die du *nicht* denkst, die du *nicht* kennengelernt hast, und einer Person, die du vielleicht bald treffen wirst. Und dann wird es wahrscheinlich mit einem Proton in einem Apfelbaum geteilt und wird somit Teil eines Apfels, der von jemandem in der

Zukunft gegessen wird. Das Faszinierendste ist, *dass es letztendlich jedes Proton im Universum beeinflussen wird.*

Wie Nassim Haramein, Direktor der Resonance Project Foundation, postuliert: »Die quantenphysikalische Theorie des vereinheitlichten Feldes geht davon aus, dass ein Proton alle Informationen aller anderen Protonen enthält. In jedem unserer Protonen liegt die Antwort darauf, was irgendwo im Universum vor sich geht.«

Man könnte also sagen: Sooft du eine Erfahrung machst oder etwas lernst, veränderst du durch die Erweiterung deines Bewusstseins die Struktur von Raum und Zeit. Du siehst also: Das Wachstum und die Ausdehnung des Universums hängen von deinem persönlichen kontinuierlichen Wachstum, deiner Weiterentwicklung und deiner Ausdehnung ab – und dies hängt wiederum von deiner ungezügelten, angeborenen Neugier ab. Letztendlich befreien wir uns durch unsere Neugier und die Erkenntnis, dass die Raum-Zeit auf unsere lokalisierten Erfahrungen und die erlebte Lebenszeit beschränkt ist, von der Anhaftung und Begrenzung, die uns das Raum-Zeit-Konstrukt auferlegt. Dadurch können wir das Geschenk jeglicher Heilung im unendlichen Gewahrsein des *einen* unbegrenzten Bewusstseins empfangen, das in der *Reconnective Healing*-Erfahrung zum Ausdruck kommt.

Die Frequenzen von Reconnective Healing
erweitern sogar das,
was uns inzwischen als »das Feld« bekannt ist, denn
sie führen neue Aspekte von Energie, Licht & Information *ein.*
Die unendlichen Einflüsterungen des Unendlichen –
in dir,
um dich herum,
immer bei dir,
einzig und allein, in deiner Seele.

Es gibt Zeiten, in denen du es dir gestattest, das zu sehen,
und Zeiten, in denen du das nicht zulässt,
und Zeiten, in denen du es erneut siehst.
Aber du solltest eines wissen:
ES *kommt und geht nicht,*
sondern du tust es!
ES *ist immer da.*
ES *ist beständig.*
Es ist die Erfahrung des »Ich«,
die unbeständig, unstetig ist.
Wenn ES *nicht da zu sein scheint,*
habe ich mich abgewandt.
Die Frequenzen sind immer da.
Ich muss nur ruhen,
ruhen in dem Wissen,
dem Wissen um das ICH BIN.
Sein.

Sprache und Ideen haben die Macht, uns zu verändern, aber auch die nonverbale Kommunikation kann uns in unserer Essenz transformieren. Weiß denn der Wassertropfen, dass er die Gesamtheit des Ozeans in sich trägt? Muss er wissen, dass er aus zwei Wasserstoffatomen und einem Sauerstoffatom besteht, um in seiner wahren Natur zu existieren?

Und das Schönste daran ist: Du musst gar nicht verstehen, wie diese Kugel liebevollen Einflusses funktioniert; du musst sie einfach nur erfahren, ja, du musst diese Erfahrung *sein*.

Geben und Empfangen sind Teil derselben Energie; einatmen/ausatmen, oben/unten, Norden/Süden. Sie sind alle Teile desselben Ganzen. Das wird nur allzu oft übersehen, wenn wir den Spruch »Geben ist seliger denn Nehmen« hören; dabei wird nämlich leicht die tiefere Bedeutung übersehen: Um wirklich zu geben, müssen wir empfangen.

Dank des Geschenks des Empfangens können wir uns letztlich transformieren, und durch unsere eigene Transformation ermöglichen wir die Transformation von allem und jedem, um gleichzeitig zum Empfänger und zum Signal zu werden. Ein lebendes Bluetooth, das das Universum transformiert!

Manche Menschen glauben, dass ihre Verbundenheit mit der Quelle ausschließlich durch die Brille und die Perspektive der Religion oder der Natur oder durch weitere Aspekte unseres Menschseins erfolgen sollte. Die *Reconnective Healing*-Erfahrung entfernt unsere endlichen Brillen und die Einschränkungen durch Glaubenssätze. *ES* dreht sich um Verbundenheit, Empfangen und Teilhabe am Mysterium. Im Gewahrsein dessen, wer wir sind, offenbart sich das Geheimnis.

Ein bemerkenswertes Beispiel für jemanden, der aktiv an diesem Mysterium teilhat, ist der Londoner Michael Faraday aus dem 19. Jahrhundert, der keine formale Ausbildung hatte, aber eine unersättliche Neugier besaß. Faraday hat zusammen mit James Clerk Maxwell, einem wohlhabenden schottischen Adligen, die moderne Physik neu definiert; er beschrieb, wie die elektromagnetischen Kräfte funktionieren. Dieses Verständnis war die Geburtsstunde der modernen Kommunikation.

Mit der Einführung eines neuen Konzeptes, des sogenannten »Feldes«, stellten Faraday und Maxwell – wohl das ungleichste Paar in der Geschichte der Wissenschaft – die seit über zwei Jahrhunderten anerkannte (und größtenteils unangefochtene) Newton'sche Physik auf den Kopf.

Was machte dieses »elektrodynamische Duo« so leistungsfähig? Nun, Faraday konnte die Physik mit seinem geistigen Auge sehen, und Maxwell konnte die zugrunde liegende mathematische Unterstützung liefern. Ihre Entdeckung ermöglichte ein völlig neues Verständnis der Struktur des Universums. Die Welt bestand nicht mehr nur aus Teilchen, die sich frei im Raum bewegten, sondern vielmehr aus Teilchen, die durch ein gemeinsames Feld miteinander verbunden waren, wie Faraday sagte: »Ganz gleich, was man betrachtet – wenn man es genau genug betrachtet, ist man am gesamten Universum beteiligt.« Er wollte damit sagen, dass es ein größeres Mysterium gibt, eine Realität, an die wir nicht glauben oder die wir nicht einmal verstehen müssen, sondern an der wir nur teilhaben müssen. Oder, um es mit der Weisheit von Albert Einstein zu sagen: »Es kommt eine Zeit, in der der Verstand eine höhere Ebene des Wissens erreicht, aber nie beweisen kann, wie er dorthin gelangt ist.«

Das bringt uns zur Schönheit des *Reconnective Healing*-Modells. Es ist einfach, und doch ist das Ergebnis revolutionär. Es eröffnet eine uns allen zugängliche Bandbreite an Heilung, die über die vermeintlichen Grenzen der heutigen Wissenschaft und ihrer Fähigkeit, sie zu erklären, hinausgeht.

Irgendwann in der Zukunft könnte jedoch der nächste Maxwell auftauchen und die Existenz mathematisch nachweisen. Glücklicherweise müssen wir unser Leben oder unsere Heilung nicht auf Eis legen und warten, bis es so weit ist. Die heutige Forschung über *Reconnective Healing* soll nicht beweisen, ob es das gibt oder nicht. Die Wissenschaft hat seine Existenz schon vor langer Zeit anerkannt, und sie versucht nur herauszufinden, wie es tut, was es tut. Dieses Verständnis ist bestenfalls in weiter Ferne, wenn überhaupt.

Wenn wir lernen, *ES* zu erkennen und zu empfangen, ohne bedachte Planung oder irgendeine Form der Vorbereitung, sind wir in der Lage, augenblicklich mehr kohärentes Gleichgewicht in allen Aspekten unserer Lebenserfahrung herzustellen und zu integrieren. Rezeption bzw. Empfangen heißt, zu lernen, uns zu empfangen, zu lernen, das Sein zu empfangen, zu lernen, unsere Essenz zu empfangen, ohne Fragen, ohne Zweifel, Zögern, Ambivalenz, Illusion oder Urteil.

Die *Reconnective Healing*-Erfahrung transformiert unseren Körper, unser Herz, unseren Geist und die Gesamtentwicklung unseres Lebens auf eine Art und Weise, die ansonsten eher unwahrscheinlich erscheinen mag. In der Lage zu sein, unsere Aufmerksamkeit ohne Intention, Erwartung, Urteil oder Überzeugung zu lenken, gehört zu den Geschenken und zur Freiheit der inneren Intelligenz.

Hier ist ein Überblick über einige der Punkte, die wir in diesem Kapitel behandelt haben:

Wir haben unsere Existenz, die ohne Anfang, ohne Ende und unendlich ist, erforscht, als einen Kreislauf, ein Erwachen zur allgegenwärtigen Ganzheit; wir wissen nun, dass wir aus dem »Stoff gemacht sind, aus dem die Sterne sind«, dass wir als etwas Heiliges in unserem »Heilsein« bzw. in unserer Ganzheit existieren, dass wir eine Rolle als Empfänger innehaben und menschliche Kerzen sind, die Biophotonen von Licht produzieren, aussenden und austauschen.

Wir haben überschüssige freie thermodynamische Energie kennengelernt, die bereits im Vorfeld, in Erwartung von uns, auftaucht, sowie *Energie, Licht & Information,* die auf der Suche nach uns sind.

Und wir haben gelernt, durch die Einfachheit des Empfangens ein Portal zum reziproken Universum zu öffnen.

In der nachfolgenden Übung wollen wir unsere Existenz als »Kreislauf« erforschen.

Übung 3:
Eine Kreislauf-Party, über die es sich zu schwärmen lohnt

Wir wollen zunächst einmal erkunden, was wir als »normale anatomische Position« der Hand bezeichnen. Das ist der medizinische Fachausdruck für die Position, die unsere Hände automatisch einnehmen, wenn wir uns ihrer nicht bewusst sind.

Um deine normale anatomische Position zu finden, lässt du die Arme einfach seitlich fallen und die Hände locker hängen. Schüttle sie sanft, um die Restspannung zu lösen. Nun schaust du, ohne sie zu bewegen, nach unten und achtest auf die Position, in der sie sich momentan befinden: Die Finger sind leicht gekrümmt und berühren sich höchstwahrscheinlich nicht. Das ist ihre normale anatomische Position, die Position, in der du deine Hände beim Spielen und Erforschen ungefähr belassen solltest. Es ist eine Position, in der wir uns wohlfühlen.

Wollen wir zum Beispiel Menschen mit »Unwohlsein« bzw. einer Krankheit helfen, sollten wir selbst eine Position des »Wohlseins« einnehmen. Dieses Konzept des Wohlbefindens durchdringt jeden Aspekt von *Reconnective Healing*. Wir halten unsere Hände in einer Position, in der wir uns wohlfühlen, wir halten unseren Körper in einer Position des Wohlbefindens, unser Geist und unsere Gedankenprozesse vermitteln uns Wohlsein, und wenn du mit einem Klienten oder einer Klientin arbeitest, möchtest du, dass sie sich ebenfalls wohlfühlen.

Diese Frequenzen sind deutlich und unmissverständlich spürbar. Deine genauen Empfindungen können sich von Moment zu Moment ändern und an beiden Händen unterschiedlich sein, werden aber höchstwahrscheinlich und unbestreitbar vorhanden sein. Sie reichen von Kribbeln, Pochen, Kälte, Wärme, Drücken und Ziehen bis hin zu einem Gefühl, als ginge ein Windhauch durch die Hände. Und wenn du dir nicht sicher bist, ob du spürbare Empfindungen wahrnimmst, entspannst du dich einfach und empfängst sie.

Sie werden im richtigen Moment auftauchen, wahrscheinlich dann, wenn du sie am wenigsten erwartest.

Diese Schwankungen in der Erfahrung sind wichtig, denn wir neigen dazu, vieles, was wir erleben, bemerken oder nicht zu bemerken meinen, aufgrund von Geschichten, die wir gehört haben, zu beurteilen. So denken wir zum Beispiel oft, die Hände eines Heilers müssten warm sein, und halten Kälte nicht für ein Zeichen von Heilung, sondern eher für ein Zeichen von Krankheit oder Tod. In vielen asiatischen Heilschulen steht Wärme für Heilung aus der Erde und Kälte für Heilung aus dem Himmel. Keines von beiden ist besser oder schlechter als das andere. Es ist an der Zeit, dass wir einige dieser einschränkenden, begrenzenden Kategorien loslassen und uns eine erweiterte Sicht auf das Gesamtbild gestatten. Dank dieser Schwankungen und des unendlichen Flusses kommt das, was am besten passt, durch. Dieser Prozess ist selbstregulierend, selbstbestimmend, selbstanpassend und immer perfekt reaktionsfähig.

Die Sichtweise von *Reconnective Healing* auf diese Überzeugungen zeigt auf, dass es sinnlos ist, ihnen eine bestimmte Bedeutung zuzuschreiben. Die Empfindungen, die du empfängst, sind Teil deines spezifischen, persönlichen Prozesses; sie stehen für das, was du brauchst und empfängst.

Also schön. Aber was bedeutet es, wenn du diese unerwarteten Empfindungen in deinen Händen spürst, ja tatsächlich spürst? Es ist, als hättest du bestimmte Arten von latenten Rezeptorzellen mit entsprechenden DNA-Kodierungen mitbekommen, die sich »einschalten« und dich in ein bewussteres Gewahrsein und eine höhere Empfänglichkeit versetzen, sobald diese Frequenzen verfügbarer werden. Diese Zeit ist jetzt gekommen. Die Empfänglichkeit ist da; sie ist ein Element dessen, was du von jetzt an bist.

Auf die Energie reagieren

Diese Empfindungen, die du wahrscheinlich zu spüren beginnst, variieren auch in ihrer Intensität und in ihrer Art und machen sich meist unmissverständlich bemerkbar. Wenn du früher Energieheilungstechniken erlernt hast, wirst du feststellen, dass du diese Energien nicht mehr deutlich spüren kannst. Sie sind nicht »verloren gegangen«, sondern immer noch da. Sie wurden eher von den *Reconnective Healing*-Frequenzen überlagert oder »überspült« und in sie integriert, so wie eine kleine Pfütze am Ufer von einer Meereswelle überströmt und in sie integriert wird. Auch wenn wir diese spezielle Pfütze vielleicht nie wieder finden, ist sie nicht verloren; sie ist einfach Teil eines größeren Ganzen geworden. Mit anderen Worten: Du bist dabei, in das größere Ganze aufzusteigen.

Bringe also für diese Übung deine Hände in die normale anatomische Position, die du gerade entdeckt hast; zunächst sind die Hände etwa 30 Zentimeter voneinander entfernt, und die Handflächen zeigen zueinander.

Dann richtest du den Ringfinger der rechten Hand ein wenig nach unten, bis er auf deine linke Handfläche zu zeigen scheint. Lenke deine Aufmerksamkeit und dein Gewahrsein auf die linke Handfläche und stell dir vor, der Ringfinger würde mit einer langsamen, kleinen, andauernden kreisförmigen Bewegung einen kontinuierlichen Kreis auf die linke Handfläche zeichnen, obwohl er immer noch etwa 30 Zentimeter von der anderen Hand entfernt ist. Nimm wahr, was du fühlst. Kannst du spüren, wie der rechte Ringfinger diesen Kreis zeichnet?

Jetzt spielen wir ein bisschen. Ziehe die linke Handfläche langsam immer weiter nach links weg und dann die rechte Hand langsam weiter nach rechts. Nimm wahr, wie du dieses Gefühl immer noch spürst. Wenn deine Hände 60 bis 90 Zentimeter voneinander entfernt sind, hältst du in der Bewegung inne und kreist mit dem Ringfinger in die andere Richtung. Nimm wahr, wie sich die Empfindung in der linken Handfläche praktisch sofort in die neue Richtung umkehrt, in die sich der rechte Ringfinger bewegt. Spiele mit der Geschwindigkeit der Bewegung des Ringfingers. Nimm auch wahr, wie die Geschwindigkeit, mit der sich der Ringfinger bewegt, die Geschwindigkeit der empfundenen Bewegung in der linken Handfläche beeinflusst. Es muss nicht unbedingt der Ringfinger sein. Wir verwenden ihn für diese Übung, weil seine Bewegung am leichtesten und sanftesten ist und es oft am wenigsten ablenkt, wenn man auf diese Weise arbeitet.

Jetzt wollen wir zu etwas Subtilerem übergehen. Halte deine Hände ruhig in einem Abstand von etwa 30 bis 90 Zentimetern, höre mit den kreisenden Bewegungen des Ringfingers auf und führe mit ihm stattdessen kleinste, sehr subtile senkrechte und/oder waagrechte Bewegungen aus, vielleicht zunächst etwa 2 bis 3 Zentimeter nach oben und unten oder zur Seite, dann nur noch 1 Zentimeter, dann einen halben und noch weniger.

Okay, das ist ziemlich einfach, oder? Jetzt wollen wir Subtilität in einer größeren Unendlichkeit erforschen ...

Du hältst wieder die Hände bewegungslos in einem Abstand von 30 bis 90 Zentimetern, und auch der Ringfinger hält still. Stell dir jetzt nur vor, dass er diese winzigen waagrechten und/oder senkrechen Bewegungen vollführt. Nimm wahr, was du in der linken Handfläche spürst. Stell dir nun wieder diese kreisenden Bewegungen vor, wie sie mal größer, mal kleiner werden. Mal schneller, dann langsamer. Nun bewegst du den Ringfinger in dem Muster, das du dir vorgestellt hast, und dann stellst du es dir wieder einfach nur vor. Nimm dir für jede dieser Bewegungen Zeit. Beobachte, wie sich die Intensität der Empfindung mit und ohne Bewegung verändert. Spiele mit dieser Wechselwirkung sowohl mit als auch ohne tatsächliche körperliche Bewegung.

Hier stellt sich die Frage, ob es sich um Einbildung oder beobachtendes Gewahrsein handelt. Die nächste Frage lautet, wie man zwischen beidem unterscheiden kann. Dann fragt man sich: Gibt es einen Unterschied? Und schließlich kommen noch mehr Fragen hoch.

Was wäre, wenn die Vorstellungskraft ein Werkzeug zur Wahrheitsfindung wäre? Ein unsichtbares Netz? Ein Magnet? So eine Art Traumfänger?

Wenn ein Knochen in zwei Hälften bricht, ist auf einem Röntgenbild zwischen den beiden gebrochenen Stücken offenbar nichts. Doch mit der Zeit, wenn man sich eine Reihe von Röntgenbildern desselben Bruchs ansieht, kann man erkennen, dass der Raum zwischen den beiden Knochenstücken milchig weiß und immer dichter wird, bis er schließlich ziemlich undurchsichtig wird. Und eines Tages, Wochen oder Monate später, werden die beiden Knochenstücke wieder eins. Mit anderen Worten: Der leere Raum dazwischen wird wieder zu festem Knochen. Wie kann das geschehen? Weil der Raum von Anfang an nie leer war. Es war ein für das bloße Auge unsichtbares Feld, das langsam Calcium-, Magnesium- und Phosphorteilchen anzog. In dem Maße, wie genügend dieser Teilchen von diesem Feld angezogen wurden, wurde der Knochen immer sichtbarer und fester. Man könnte sagen, er wurde mehr und mehr *real*.

Das Lustige daran ist: *Er war immer real.* Und so wie der Raum zwischen gebrochenen Knochenstücken nie wirklich leer ist, ist die Vorstellungskraft nie ein geformtes Konzept von etwas »nicht wirklich Vorhandenem«, also von Leere, sondern ein Schlüssel, der eine Tür zum besseren Erkennen des eigenen beobachtenden Bewusstseins und zu noch unentdeckten Erfahrungen öffnet. Im Lauf dieses Buches werden wir genau das entdecken: ein stark erweitertes Gewahrsein, das uns und das gesamte Universum umfasst.

Bist du jetzt energiegeladen, angeregt, motiviert oder einfach wissbegierig und neugierig? Dann lass uns noch ein letztes Mal herumspielen. Los geht's:

Halte die Hände still.

Bewege den Ringfinger der einen Hand in winzigen Kreisen und spüre ihn dabei mit der anderen Handfläche.

Dann mache die Bewegung nur im Geist und spüre sie in der anderen Handfläche.

Atme ein ... Fühlst du dich inspiriert? [Lat. *inspirare* = dt. einhauchen; lat. *spiritus* = dt. Atem, Hauch; Seele; Geist (Anm. dt. Red.).]

Gut!

Atme aus.

Pause ...

Inspiriere sanft einen weiteren Atemzug ...

Spiele wieder mit kleinen und langsamen Bewegungen herum und erkunde sie.

Achte diesmal darauf, wie sich das Gefühl in der still gehaltenen Hand ausdehnt. Beobachte, wie sich das Gefühl in der bewegten Hand ebenfalls ausdehnt.

Wo sonst im Kopf oder Körper spürst du es?

Bleibt die Empfindung gleich? Oder ändert sie sich oder variiert sie?

Nimmt sie denselben Raum ein? Oder dehnt sie sich aus?

Welche anderen Merkmale von Empfindung und beobachtendem Gewahrsein erkennst du?

Lass deinen Blick sanft abschweifen, vielleicht nach links oder rechts, und blicke in dich hinein, damit du dir der Empfindungen bewusster wirst, während sie sich und ihre Präsenz deutlicher zu erkennen geben.

Halte nun sanft die bewegte Hand still und bewege langsam die andere Hand.

Halte dann beide Hände still und bewege in deiner bloßen Vorstellung erst die eine, dann die andere Hand.

Erforsche, spiele und entdecke die Feinheiten und die Vertrautheit unserer Verbundenheit mit uns selbst und mit dem Universum.

Bitte kläre für dich die folgenden Fragen mit Gedanken, möglichen Antworten, Erläuterungen, Ideen usw., so gut du kannst:

1. Was habe ich in diesem Kapitel gelernt?
2. Was habe ich bei dieser Übung entdeckt?
3. Welche Ideen sind neu für mich?
4. Welche Ideen sind anders, als ich dachte?
5. Welche Ideen ziehe ich jetzt in Erwägung?
6. Welche Ideen fühlen sich für mich am natürlichsten an?
7. Mit welchen Ideen oder Konzepten habe ich die größten Schwierigkeiten bzw. welche sind für mich am schwersten zu akzeptieren?
8. Mit welchen Ideen oder Konzepten habe ich die größten Schwierigkeiten bzw. welche finde ich am schwersten zu verstehen?
9. Welche meiner früheren Überzeugungen und Vorstellungen sind für mich am schwersten loszulassen und aufzugeben?
10. Welche Ideen und Konzepte empfinde ich als besonders befreiend und ermächtigend?
11. Was konnte ich durch meine Bereitschaft, nichts zu wissen, bereits entdecken? Was bin ich dadurch schon geworden?
12. Was könnte ich durch meine derzeitige Bereitschaft, nichts zu wissen, in Zukunft entdecken? Was könnte ich dadurch werden?

Falls du keine Antwort auf manche der obigen Fragen findest oder dir einfach die Worte fehlen, hilft dir vielleicht das nachstehende, von uns entwickelte Modell beim Ausfüllen der Lücken:

Ich bin mir nicht sicher, ob ich das weiß, aber wenn ich es wüsste, könnte die Antwort lauten:

....

Mir fehlen die Worte, um es zu erklären, aber wenn ich die Worte hätte, würden sie vielleicht so lauten:

....

Mir fehlen die Worte, um es zu beschreiben, aber wenn ich die Worte hätte, wären es vielleicht diese:

....

4.

DAS GESCHENK DER ACHTSAMEN UNACHTSAMKEIT

»Es ist ein dorniges Unterfangen, und zwar dorniger, als es scheint, dem Umherwandern unseres Geistes zu folgen, die undurchsichtigen Tiefen seiner innersten Winkel zu durchdringen, die zahllosen Wallungen auszumachen, die ihn erschüttern.«

Michel de Montaigne

»Ich habe mein Herz und meine Seele in meine Arbeit gesteckt und dabei meinen Verstand verloren.«

Vincent van Gogh

Es gibt viele wunderbare Selbsthilfebücher und -techniken, die uns helfen, unser Denken in den Griff zu bekommen – unser Denken und Tun, Tun und Denken, sogar unser

Denken über das Tun und Denken! Gleichzeitig wissen wir, dass wir nicht nur mehr sind als unsere Gedanken und unser physischer Körper, sondern auch in einer Organisation bzw. Ordnung existieren, die über das hinausgeht, was unser Geist und unsere Gedanken wahrnehmen können.

Genauer gesagt, vor dem Denken, vor dem Verstand, vor der Zeit.

Willkommen bei *»Achtsame Unachtsamkeit«* im Vorher-Jenseits. [Im Englischen ist hier von *»Mindful Mindlessness«* die Rede. Dieses Wortspiel lässt sich nicht adäquat übersetzen; gemeint ist ein Paradox, für das die Übersetzerin auch den Ausdruck *»Achtsame Achtsamslosigkeit«* erwogen hat. (Anm.dt.Red.)]

Den »Verstand zu verlieren« und sich auf *Energie, Licht & Information* einzulassen ist so, wie wenn man sich beim Autofahren keine Gedanken mehr darüber machen muss, wie man das Gaspedal betätigt. Es ist, wie wenn deine Hände auf dem Lenkrad liegen, die Augen auf die Straße gerichtet sind und du einfach weiterfährst. Du musst dich nicht darum kümmern, schneller oder langsamer zu fahren; du fährst einfach gleichmäßig, elegant, kontinuierlich, sanft und zeitlos. Dieser Antrieb kann zu einer ganz neuen Klarheit und Lebensqualität führen.

Apropos den Verstand verlieren: Kannst du dich noch daran erinnern, als du deinen Verstand das erste Mal verloren bzw. ihn losgelassen hast? Und sei es auch nur für einen Moment? Wir alle haben dieses Gefühl wahrscheinlich schon ein- oder zweimal im Leben erlebt. *Hinweis an die Leserinnen und Leser:* Wir sprechen hier nicht von einem psychotischen Zusammenbruch, sondern von einem köstlichen Verlust des Verstandes!

Wie lassen wir also zu, dass wir unseren Verstand verlieren und ihn sozusagen an *Energie, Licht & Information* übergeben? Die Antwort auf diese Frage lautet: Du und deine

Aufmerksamkeit lösen sich einfach in das *ES* auf. Dadurch nimmt *ES* deine Aufmerksamkeit gefangen. *ES* hält dich mit deinem Gewahrsein und deiner Aufmerksamkeit in perfektem Gleichgewicht. Du verweilst nicht in der Vergangenheit oder nimmst die Zukunft vorweg – du beobachtest und fühlst ohne Urteil oder Anhaftung an irgendwelche Gedanken.

Könnte diese Erfahrung des Gewahrseins und der Nichtanhaftung das sein, was Philosophen, Mystiker und Heilige als den ewigen gegenwärtigen Moment bezeichnet haben? Oder was der heilige Franz von Assisi meinte, als er sagte: »Trage die Welt wie ein loses Gewand?«

Dr. Rollin McCraty vom HeartMath Institute nennt dies einen Zustand der Stille. In seinem Buch »*The Coherent Heart: Heart-Brain Interactions, Psychophysiological Coherence, and the Emergence of System-Wide Order*« beschreiben er und seine Kollegen den Zustand der Stille folgendermaßen: »Das Eindringen von mentalem und emotionalem ›Geplapper‹ wird auf einen Punkt innerer Stille reduziert und durch ein profundes Gefühl von Frieden und Gelassenheit sowie eine tief empfundene Zentrierung im Herzen ersetzt.«

In dieser ruhigen Stille existiert ein Hypergewahrsein, in dem es keine Trennung gibt. Früher glaubte man, nur Meister der Meditation, buddhistische Mönche und ihresgleichen seien in der Lage, diese Stille zu erreichen, und dies auch nur nach jahrelanger Übung. Doch auch in einer *Reconnective Healing*-Erfahrung scheint man in dem Moment in diese Stille einzutreten, wenn man dieses Empfangen wahrnimmt, sei das nun auf bewusster oder unbewusster Ebene.

Als Forscher der University of Arizona Messungen der Herz- und Gehirnströme sowohl der *Reconnective Healing*-Praktizierenden als auch der Empfangenden während ihrer *Reconnective Healing*-Erfahrung vornahmen, stellten sie fest, dass bei den Teilnehmern – auch denjenigen, die die Frequenzen weder spürten oder bemerkten noch daran glaubten –

unwillkürliche körperliche, sichtbare Reaktionen registriert sowie unwillkürliche Reaktionen auf Ausdrucken ihrer Herz- und Gehirnscans erfasst wurden.

Die Frequenzen von *Reconnective Healing* haben nichts mit dem denkenden Verstand zu tun, und deshalb geht es hier nicht um den mentalen Zustand der Achtsamkeit, sondern um etwas, was man als *»achtsame Unachtsamkeit«* [oder *»achtsame Achtsamslosigkeit«*] bezeichnen könnte. Die Frequenzen interessieren sich ebenso wenig für unsere Gedanken oder Glaubenssysteme, wie die Sonne wissen will, wie oder warum sie scheint. *ES* hat keine Beschränkung oder Voreingenommenheit hinsichtlich irgendwelcher gesundheitlicher Verfassungen, unseres Reichtums, unserer Intelligenz, unserer Persönlichkeit, unseres Erfolges, unseres Scheiterns, unseres Geschlechts, unserer Religion, unserer sexuellen Präferenz, unserer Hautfarbe, unserer Haarfarbe oder unseres Zugangs zu den neuesten technologischen Spielereien. Unsere Rolle besteht einfach darin, *ES* zu empfangen, zu beobachten, zu bemerken, zu bezeugen und die Erfahrung von *ES* zu sein.

»Du solltest jetzt deine Zeit damit verbringen, den Weg frei zu machen, den Weg für deine umfassendere Energie frei zu machen, damit sie durchkommen kann; und sie wird durchkommen, wenn du dir einfach nur des *Das-Was-Ist* bewusst bist, während es sich erfüllt. Fühle das in deinem Leben.« Um dieses Zitat aus dem Buch *»Solomon spricht über ein Leben in Verbundenheit«* [engl. Ausg.: *»Solomon speaks on Reconnecting Your Life«*] von mir, Eric, und Frederick Ponzlov zu begreifen, musst du verstehen, dass es etwas anderes ist, wenn *Das-Was-Ist* erfüllt wird, als wenn du dich von *Das-Was-Ist* erfüllt fühlst.

Der Punkt, an dem wir uns mit den Frequenzen verbinden, existiert irgendwo *vor* unseren Gedanken, *vor* unserem denkenden Geist/Verstand, im Vorher-Jenseits und im Hintergrund aller bekannten Erfahrung. Sobald wir damit anfangen, Ergebnisse in unserem Austausch mit *ES* zu beabsichtigen, zu lenken, zu kontrollieren, zu erwarten oder vorherzusagen, verringert sich unsere Empfänglichkeit für das unendliche Potenzial, wird zunehmend verschleiert und eingetrübt. Trotz der Intentionen unseres Verstandes und des Bedürfnisses unserer Persönlichkeit, alles zu ordnen und zu kontrollieren, wartet *ES* geduldig auf unsere Rückkehr. Im Einssein wird das innere Wissen, dass du genug bist, zu deinem neuen Wissen.

»Es kommt eine Zeit, in der der Verstand
eine höhere Wissensebene erreicht,
aber nie beweisen kann,
wie er dorthin gelangt ist.«

Albert Einstein

Tiefer eintauchen in das innere Wissen

Wissen ist eine Ansammlung von Schritten, die uns zu einem Absprungpunkt führen, wo wir in unser inneres Wissen eintauchen: ein feldloses, zustandsloses, reines Gewahrsein/Bewusstsein. Über unsere Gedanken hinauszugehen, ist in der heutigen komplexen Welt eine erworbene und notwendige Kunstform, denn die Art und Weise, wie wir ständig mit Informationen bombardiert werden, erlaubt es uns sonst nicht, unser bestes und freudvollstes Dasein zu leben. Wenn wir nicht aufmerksam sind und uns unseres Gewahrseins, unserer Präsenz und unseres Seins gewahr sind, kann der Geist leicht in einer Flut von Daten versinken, die unserem Leben keinen wirklichen Wert oder Sinn verleihen.

Wenn wir aus dem zerebralen Verstand herauskommen, bewegen wir uns in die Liebe und Verbundenheit hinein. Der denkende Verstand erschafft ständig ein Narrativ, das uns helfen soll, in uns selbst einen Sinn zu erkennen. Bei der Erschaffung dieses Narrativs können wir jedoch gar nicht anders, als uns mit anderen zu vergleichen, was unser getrenntes Ich noch tiefer in die Geschichte des Ego treibt, die besagt dass alles voneinander getrennt und unterschieden sei. Wir können uns das auch bildhaft so vorstellen, dass diese Narrative uns in Einzäunungen innerhalb unserer endlichen Realität ziehen, Einzäunungen, die schnell ein Muster entstehen lassen, das uns dazu bringt, uns ständig mit anderen zu vergleichen und zu glauben, mit uns stimme etwas nicht.

Daraus hat sich ein Markt für Selbsthilfebücher entwickelt, die uns verkünden, dass wir einfach nur diese fünf Dinge ändern müssen, um glücklich zu werden, oder jene drei, um Freude zu empfinden, oder dieses eine, um Liebe zu finden. Damit ist eigentlich klar erkennbar gemeint: Nichts an dir ist in Ordnung, so wie du bist. *Nein, das ist ganz bestimmt kein Rezept für Heilung!*

Glücklicherweise unterbricht die *Reconnective Healing*-Erfahrung diese kognitiven Botschaften durch einen nonverbalen, greifbaren und kinästhetischen Austausch, durch den wir durch Selbsterkenntnis und automatische Bestärkung in einen Zustand der Würdigkeit versetzt werden. Selbstsabotierende Programme scheinen für immer zu verschwinden. Es ist ein Austausch, bei dem deine Heilung zum Gewahrsein deiner Ganzheit wird. Die Intelligenz reicht dir metaphorisch die Hände, und die Frequenzen nehmen dich mit und bewirken die für dich am besten geeignete Heilung in Ganzheit.

Instinkt versus Intuition

»Instinkt ist etwas, das Wissen übersteigt. Wir haben zweifellos gewisse feinere Fasern, die es uns ermöglichen, Wahrheiten wahrzunehmen, wenn logische Folgerung oder irgendeine andere willentliche Anstrengung des Gehirns zwecklos ist.«

Nikola Tesla

Woher wissen Vögel, wann sie zum Überwintern Richtung Süden fliegen müssen oder Richtung Norden, wenn es Sommer wird? Treffen sie sich donnerstags in der Tukan-Bar zur Happy Hour nach dem Vogel-Bingo und stimmen ab, wann die beste Zeit dafür ist? Ihre Migration beruht nicht auf angelerntem Wissen, sondern einem angeborenen, inneren Wissen, einem gemeinsamen Wissen, und der Zugriff darauf erfolgt über Frequenzen und Schwingungen.

Forscher würden sagen, das geschieht auf Basis von Informationen der Sonne, der Sterne und durch das Erspüren des Magnetfelds der Erde. Wissenschaftler würden es als »Koharenz« bezeichnen. Greifen Vögel auf dieses innere Wissen, die Essenz und die Natur ihres wahren Wesens zu, werden sie Teil eines viel größeren Ökosystems und Gewebes der Existenz. Dadurch können sie auf ihren Reisen besser zur Gesundheit des Planeten beitragen: indem sie bestäuben, Samen verbreiten und im Grunde genommen eben einfach Vögel sind. Anstatt lediglich ihr Vogelsein zu leben, werden sie zu einem Aspekt einer viel umfassenderen, positiven Konsequenz der Ökosysteme, in denen sie leben, und des gesamten Planeten als Ganzes.

Wenn Vögel instinktiv wissen, wie sie sich verhalten sollen, wissen wir das vielleicht auch! So wie die Vögel wissen, wann sie ziehen müssen, treibt etwas allen Lebewesen Innewohnendes – auch bei uns Menschen – die jeweiligen Bedürfnisse an.

Im Gegensatz zu den Vögeln sind wir jedoch wahrscheinlich das einzige Tier (oder eines der wenigen Tiere), das versucht, sein Bauchgefühl zu überlisten oder sein inneres Wissen durch Gedanken und Vernunft außer Kraft zu setzen. Wir ignorieren unseren Instinkt und ersetzen ihn stattdessen durch das, was wir unsere »Intuition« nennen. Wenn wir über Instinkt und Intuition sprechen, verschwimmen oft die Grenzen, aber es gibt eine klare Unterscheidung.

Instinkt ist nicht nur ein Gefühl! Eine vertraute und eher oberflächliche Definition beschreibt den Instinkt als ein uns innewohnendes, angeborenes Handlungsmuster. Abgeleitet vom lateinischen Wort *»instinctus«* (was so viel wie »Impuls«, »Antrieb«, »Anreiz« bedeutet), wird er als eine »fest vernetzte« Tendenz zu einem bestimmten Verhalten betrachtet, das einer biologischen Spezies gemein ist. Auf einer tieferen und umfassenderen Ebene ist der Instinkt jedoch ein augenblickliches Wissen – so augenblicklich, dass er offenbar die endlosen Reihen bioelektrischer Signale umgeht, die Gedanken erzeugen. Dein Instinkt ist dein unmittelbares und bedingungsloses inneres Wissen. Er ist uneingeschränkt, ungetrübt, unverfälscht und wird nicht von Gedanken und Meinungen »zugemüllt«, weil der Instinkt dem Denken vorausgeht. Er kommt vor dem Denken.

Intuition kommt vom lateinischen Wort *»intuitio«,* was so viel bedeutet wie »(genaues) Betrachten«, »Erwägung«, »unmittelbare Anschauung«. Es ist ein Prozess, bei dem Informationen, die für rationales Denken allein zu komplex sind, sortiert werden. Dieser Prozess ist erlernt, nicht angeboren, und basiert auf einer Ansammlung von Überzeugungen und Erfahrungen, die eine Person bis zu diesem Zeitpunkt in ihrem Leben gemacht hat und die dann in ihren Entscheidungsprozess einfließen.

Auf der einen Seite gibt es also den Instinkt, eine angeborene und unmittelbare Gewissheit, ein inneres Wissen, und auf der anderen Seite die Intuition, die erlernt und in unterschiedlichem Maße von Gedanken und Meinungen durchdrungen und getrübt ist. Das erinnert an die Redewendung *»a gilding of the lily«*, also ans »Vergolden der Lilie«, die auf eine oft falsch zitierte Passage von Shakespeare zurückgeht und den Prozess der Verzierung von etwas bereits Schönem beschreibt.

Dieser doppelte Pomp,
einen Titel zu befestigen, der vorhin schon sicher war,
ist eben soviel als feines Gold übergülden, die Lilie weiß färben,
die Viole parfumiren, das Eis glätten,
den Regenbogen mit einer neuen Farbe bereichern,
und dem schönen Auge des Himmels
durch ein Fakel-Licht einen höhern Glanz geben wollen;
es ist vergebliche Verschwendung
und lächerlicher Ueberfluß.«

Aus: »Leben und Tod des Königs Johann«
von William Shakespeare, 1595
[4. Aufzug, 2. Szene; ins Deutsche übersetzt von
Christoph Martin Wieland; zitiert nach https://www.projekt-gutenberg.org/shakespr/johann/johann.html]

Intuition bedient sich des Verstandes; sie legt eine Gedankenebene über unseren Instinkt, vergoldet sozusagen diese unsere »Lilie«, fügt einen Filter hinzu, der den Instinkt in seiner reinsten Form verwässert. Der daraus entstehende Verstand und die daraus hervorgehenden Gedanken sowie das damit zusammenhängende kritische Denkvermögen haben wohl mit dazu beigetragen, dass wir an den Punkt gelangt sind, an dem wir jetzt in unserer Entwicklung sind. Gleichzeitig halten sie uns möglicherweise von der nächsten Phase unserer Evolution ab.

Im antiken Griechenland, wo diese Art des westlichen Denkens ihren Ursprung hat, nannten die Griechen das *»philosophia«* (Philosophie), was so viel wie »die Liebe zur Weisheit« bedeutet. Das esoterische Verständnis von Weisheit kommt jedoch aus der Natur. Es ist nicht etwas, das von unserem denkenden Verstand ausgeht, sondern es kommt von unterhalb unseres bewussten Gewahrseins, dem Ort unseres spirituellen Denkens.

Der visionäre theoretische Physiker Stephen Hawking stellte einmal die Hypothese auf, dass wir über das Denken allein hinausgehen müssen, wenn wir tatsächlich zu einem multidimensionalen Menschen werden wollen; unser technologischer Fortschritt garantiere nicht die Zukunft der Zivilisation oder der spirituellen Evolution. Dies könnte ein hervorragender Zeitpunkt sein, Wachstum nicht so sehr im Sinne einer Ausdehnung der Dinge aus Materie und Struktur zu begreifen, sondern vielmehr im Hinblick auf das, was am wichtigsten ist: Einssein und Einheit. Da die Menschheit so lange auf Wachstum und Fortschritt im Sinne von analytischen und kognitiven Modalitäten fokussiert war, ist es vielleicht an der Zeit, eine andere Dimension mit einzubeziehen, in der Informationen ohne jegliche Kognition herein- und hinausfließen – in einem Zustand der *achtsamen Unachtsamkeit*.

Rezeption

Es gibt den Geist, und es gibt das Gehirn. Wie ein Radio, das Signale empfängt, ist das Gehirn (wenn auch nicht ausschließlich das Gehirn) der Empfänger, der Energie und Licht aus dem Feld in Form von Frequenzen und Schwingungen absorbiert und sie in Informationen umwandelt. Ähnlich wie bei einem Radio könnte man das Gehirn als die rezeptive Komponente bezeichnen. Der Verstand hingegen ist der Ort, an dem die Informationen analysiert werden, um Entscheidungen zu treffen. Er ist der Ort der Vernunft, des Denkens und des Bewertens.

Wenn wir *Reconnective Healing* in *achtsamer Unachtsamkeit* erleben, empfängt das Gehirn; es wurde zur unendlichen Rezeption bzw. Aufnahme von *Energie, Licht & Information* geschaffen. Auch hier ist es wichtig, zwischen dem Gehirn und dem Geist zu unterscheiden. Bei der Heilerfahrung ist es nicht unsere Aufgabe, über diese Rezeption nachzudenken oder sie auf Informationen zu reduzieren, die unser Verstand durch Analyse verstehen kann. Sobald wir anfangen zu analysieren, empfangen wir nicht mehr, sondern wir lenken. Unsere Aufgabe ist es, zu beobachten, zu bemerken und zu erfahren. Wir haben die Wahl: darin zu *sein,* damit zu *verschmelzen* und dazu zu *werden* – oder *außerhalb* von dieser Erfahrung zu bleiben, sie zu *betrachten,* sie zu *bewerten* und sie somit zu *beurteilen.*

Wenn du den Ozean kennenlernen willst – würdest du dann lediglich am Ufer sitzen bleiben und ihn betrachten? Würdest du dich nicht viel lieber in die Fülle seiner Erfahrung stürzen?

Das Fazit lautet: Wir müssen keinen Denkprozess in *Reconnective Healing* einführen, weil es nicht auf der Ebene des Denkens wirkt. Es wirkt vielmehr *vor* dem Denken, bevor wir es durch Denken reduzieren. Wir sind schlicht und ergreifend der Katalysator. *ES* reicht uns die metaphorische Hand und bewegt sich durch uns hindurch, um uns als Empfangssignal einzurichten. Unsere Aufgabe ist es, uns bewusst des *Das-Was-Ist* gewahr zu werden, während es sich erfüllt. Und dies dann mit unserem Leben zu fühlen.

An diesem Schnittpunkt sind wir der Katalysator und als solcher in der Lage, Heilung zu fördern, der Heiler zu *sein* und *selbst zur Heilung zu werden*.

Als Zeuge und Bezeugtes können wir Veränderungen in der Heilungsgleichung eines anderen beobachten, ohne dass eine kognitive Bewertung erforderlich ist. Obwohl du bei einer *Reconnective Healing*-Erfahrung also Zeuge wirst und miterlebst, wie die liebevolle Intelligenz eine nahtlose Verschmelzung und eine tiefgreifende Transformation des Physischen, Mentalen, Emotionalen und Spirituellen inszeniert – und du Zeuge wirst, wie dies in, für und über die Person geschieht, mit der du in Rezeption bist –, musst du nicht kognitiv in den Prozess involviert sein, ja es ist sogar am besten, wenn du das nicht bist: Das ist besser für die Person und besser für dich. Meinungen oder Interpretationen des Geschehens sind nicht notwendig; du bist einfach der Zeuge und das Bezeugte – und das in deiner Vollkommenheit auf wundervolle Weise!

⌘

Die Dame im Garten: Ein Bericht aus erster Hand

Als ich 11 Jahre alt war, wachte ich eines Morgens in Panik auf. Mir war so heiß, dass ich nicht richtig atmen konnte. Als ich mir den Schweiß aus dem Gesicht wischen wollte, stellte ich fest, dass nicht nur meine Hände auf die doppelte Größe angeschwollen waren, sondern auch mein Gesicht und meine Zunge. Ich konnte meine Mutter, die vor mir stand, kaum sehen, denn meine Augen waren fast zugeschwollen. Sie versuchte mich dazu zu bringen, ein Medikament einzunehmen. Das kam nicht das erste Mal vor, aber dieses Mal war es noch schlimmer als sonst.

Meine Mutter setzte mich ins Auto und fuhr mit mir in die Notaufnahme. Ich hatte solche Angst, ich dachte, ich würde sterben. Meine Mutter sagte immer wieder: »Mach dir keine Sorgen, Schatz, es wird alles wieder gut. Wir sind alle hier, um uns um dich zu kümmern.« Sie ist Krankenschwester; es gehört zu ihrem Job, Menschen zu beruhigen. Aber es wurde nur noch schlimmer.

Die nächsten Tage verbrachte ich im Bett, und die Nächte mit meiner Mutter in der Notaufnahme, wo sie arbeitete. Ich hatte überall diese seltsamen Flecken, und manche entwickelten sich zu großen Striemen. Alle meine Gelenke waren geschwollen, und mein ganzer Körper tat weh. Die Ärzte wussten nicht, was los war; sie hatten noch nie ein Kind mit so vielen seltsamen Symptomen auf einmal gesehen. Also schickten sie mich zu einem Spezialisten. Nach monatelangen Tests und verschiedenen Medikamenten stellte sich heraus, dass ich unter rheumatoider Arthritis und dem sogenannten Sharp-Syndrom bzw. unter Mischkollagenose litt. Wie der Arzt sagte, konnte das auch Lupus mit einschließen, aber der Test war nicht aussagekräftig. Du möchtest wissen, was man dagegen tun kann? Zehn – ja, zehn! – Aspirin von

Bayer pro Tag sechs Wochen lang, keine stressigen Aktivitäten, nicht einmal Sportunterricht.

Es vergingen einige Jahre, und ich hatte gelernt, den Schmerz zu akzeptieren und – noch schlimmer – auch die Antwort »Wir wissen nicht, was los ist«. Ich lernte zu lächeln und für alle eine gute Show abzuziehen. Das ist viel schwieriger, als die Leute denken, und natürlich hielten das Lächeln und die gute Show nicht auf ewig.

Mehrere Jahre lang ging es mir relativ gut. Doch als Zwanzigjähriger war ich völlig erschöpft und ausgelaugt, depressiv und musste mich dazu zwingen, aufzustehen und zur Arbeit zu gehen. Also suchte ich erneut mehrere Ärzte auf, die mir nun schwere Depressionen bescheinigten.

Das nächste Jahr verbrachte ich damit, alle möglichen Antidepressiva auszuprobieren, die mir zwar das Leben erleichterten, meinem Körper aber keine Besserung brachten. Rückblickend kann ich verstehen, warum ich depressiv war; das wärst du auch, wenn es dir jeden Tag so schlecht gegangen wäre wie mir.

Schließlich ging ich zu einem Arzt, der auf Grundlage meiner Krankengeschichte als Kind eine Reihe von Untersuchungen durchführte und zu dem Schluss kam, dass ich nicht einfach nur depressiv war, sondern dass meine frühere Lupus-Diagnose anscheinend korrekt war. Wieder wurde ich mit einer Reihe von Medikamenten behandelt, von denen keines länger als ein paar Wochen Wirkung zeigte.

Als Nächstes ging ich zu einem Spezialisten, einem Rheumatologen. Wir probierten andere Medikamente aus, von einigen wurde mir schlecht, von anderen bekam ich Nesselsucht, und einige wirkten schließlich doch. Zum Leidwesen meiner Mutter und mir wirkten sie aber nicht lange und waren sehr teuer. Lupus kann zwar medizinisch nicht geheilt werden, aber meine Mutter suchte nach einer dauerhafteren Form der Behandlung.

Eines Tages sah sie in einer Talkshow im Fernsehen den Heiler Dr. Eric Scott Pearl. Sie traf alle Vorkehrungen für einen Termin mit ihm, bevor sie mir von ihm erzählte. Sie sagte mir, er sei ein alternativer Heiler, er werde mich nicht anfassen und ich würde mich besser fühlen. Ich lachte sie aus und meinte, sie bräuchte ja wohl eine professionelle psychiatrische Beratung. Sie erwiderte: »Was hast du zu verlieren?« Was konnte ich dagegen schon sagen, nach allem, was ich durchgemacht hatte? Außerdem kannte sie mich und sagte es mir erst, als wir im Auto saßen.

Wir kamen also zu meinem 11-Uhr-Termin, und ich dachte: »Der Typ muss ein Quacksalber sein.« Im Behandlungsraum gab es eine Liege, sanfte Beleuchtung und Klänge im Hintergrund. Eine Helferin sagte mir, ich solle meine Schuhe ausziehen, mich hinlegen und entspannen. Für sie war das leicht gesagt. Ich versuchte es, schaffte es aber nicht.

Ein paar Minuten später kam Dr. Pearl herein, und zu meiner Überraschung sah er ziemlich normal aus.

Wir sprachen ein paar Minuten lang über meine Hauptbeschwerden, nämlich meine Hände. Er bat mich, eine von ihnen hochzuhalten. Er hielt seine Hände auf beiden Seiten meiner Hand, ohne mich zu berühren, und begann seine Hände langsam kreisend zu bewegen.

Plötzlich bekam ich Angst, denn ich spürte eine Art Luftzug auf meiner Hand und nahm einen überwältigenden Geruch von Blumen und Blüten wahr, wie ich sie noch nie zuvor gerochen hatte. Ich dachte, also das ist wirklich seltsam. Seine Hände bewegen sich doch viel zu langsam, um einen Luftzug zu erzeugen. Und was hat es mit den Blumen auf sich? Wie macht er das?

Dann ging er mit seinen Händen zu meiner anderen Hand, und wieder spürte ich diesen Luftzug. Er bat mich, die Augen zu schließen, und ich hatte nur den einen Gedanken: Er ist ein Spinner, und ich bin offensichtlich verrückt!

Ich schloss trotzdem die Augen, und als er langsam um meinen Körper herumging, folgte der Luftzug seinen Händen. Dann passierte etwas, was mich wirklich hochschrecken ließ. Ich riss die Augen auf, und Dr. Pearl fragte: »Was ist los?« Ich traute mich nicht, es zu sagen, aber jedes Mal, wenn Dr. Pearl in die Nähe meines Knöchels kam, wurde er sehr heiß. Das war echt merkwürdig, ein bisschen unheimlich und gefiel mir gar nicht.

Die restliche Zeit konnte ich mich nicht entspannen. Als die Sitzung schließlich vorbei war, fragte er mich, was ich erlebt hatte. Ich erzählte ihm von dem Luftzug und dem Blumenduft. Er fragte mich, ob ich wisse, was das für ein Blumengeruch war, und ich sagte: »Na, das sind Sie!« Er sagte, dem sei nicht so, und ich fragte ihn, ob ich einmal an ihm riechen könne. »Ja, klar«, sagte er lachend und ließ mich machen. Und er roch tatsächlich nicht nach Blumen. Seltsamerweise war dieser Blumenduft auch fast verschwunden.

Er machte sich ein paar Notizen und sagte mir, ich solle nach vorne kommen, wenn ich so weit sei. Er verließ den Raum. Ich blieb wohl noch zehn bis fünfzehn Minuten und schaute mich nach einem Ventilator um oder nach Räucherstäbchen mit Blumenduft oder etwas Ähnlichem – irgendetwas, das den Luftzug und den Geruch hätte erklären können. Ich nahm sogar ein großes Bild von der Wand (es war ziemlich schwer) und verstellte bei meiner Suche die Möbel (das habe ich ihm bis jetzt noch nicht gebeichtet). Jetzt fragte ich mich erst recht, ob ich vielleicht verrückt geworden sei.

Ich verließ das Zimmer und sprach nur kurz mit dem Arzt. Ich wollte ganz schnell weg. Das war das Seltsamste, was mir je passiert war.

Meine Mutter und ich fuhren nach Hause; ich schlief die meiste Zeit des Weges, und als ich aufwachte, taten meine Hände nicht mehr so weh. Ich dachte: Das ist bestimmt nur Zufall.

In der nächsten Woche machte ich wie gewohnt weiter und nahm auch weiterhin meine Medikamente ein. Beim Gedanken an meinen nächsten Termin bei Dr. Pearl war mir nicht ganz wohl. Ich wollte wirklich nicht hingehen, aber in der folgenden Woche packten wir unsere Sachen und fuhren erneut nach Kalifornien. Ich war sehr nervös. Ich zog meine Schuhe aus, kletterte auf die Behandlungsliege und war zu meiner Überraschung plötzlich sehr entspannt. Dr. Pearl kam herein, und wir unterhielten uns ein paar Minuten darüber, wie es mir ging, nämlich ein wenig besser als gewöhnlich. Dann bat er mich, die Augen zu schließen und mich zu entspannen, damit er anfangen konnte.

Ich schloss die Augen und spürte plötzlich einen unbeschreiblichen Frieden. Ich spürte den Wind, der um meine Hand strich, und den überwältigenden Blumenduft. Woher kommt das?, fragte ich mich, und im selben Augenblick erschien eine Frau. Ich konnte ihr Gesicht nicht sehen, nur ihr weißes Kleid und ihr dunkles Haar, das im Wind wehte. Sie streckte mir ihre Hand entgegen, stand in diesem riesigen Blumengarten über mir. Es war, als würde sie sagen: »Nimm meine Hand und spaziere durch diesen Garten«, nur sprach sie nicht zu mir, zumindest nicht mit Worten, und ich konnte meine Augen nicht öffnen. Ich war mir der Anwesenheit von Dr. Pearl im Zimmer nicht mehr bewusst – oder war ich irgendwie nicht mehr im Zimmer? Wie bizarr!

Ich wollte gehen. Ich streckte die Hand aus, fühlte einen Ruck an meiner Hand, und plötzlich war ich da bei ihr, im Blumengarten. Und so plötzlich, wie sie gekommen war, war sie wieder verschwunden.

Ich riss die Augen auf. Dr. Pearl war fertig. Er fragte mich, ob es mir gut gehe, und ich nickte. Ich traute mich nicht, ihm zu sagen, was passiert war. Ich wollte nur noch weg.

Er verließ den Raum. Diesmal suchte ich nicht nach irgendetwas – ich ging einfach. Er und meine Mutter unter-

hielten sich an der Rezeption, als ich herauskam. Ich glaube, ich habe kein Wort zu ihnen gesagt. Ich ging einfach zur Tür. Meine Mutter folgte mir bald nach. Wir gingen nach draußen, und ich fing an zu weinen. Ich konnte ihr nicht sagen, was passiert war, ich konnte niemandem sagen, was passiert war. Was würde meine Mutter denken, geschweige denn die anderen Leute?

Wir machten uns auf den Weg zum Hotel, wo wir den Abend verbrachten. Den Rest des Abends sprach ich nicht mehr viel. Am nächsten Tag sollte der letzte Termin sein.

Schon bald brach der nächste Morgen an. Ich ging zu dem Termin, obwohl ich eigentlich keine Lust hatte. Während der gesamten Sitzung konnte ich nur denken: Ist es denn nicht endlich vorbei?! Und dann war es tatsächlich ziemlich schnell vorbei. Dr. Pearl konnte spüren, dass ich nicht da sein wollte. Ich hörte zufällig, wie er meiner Mutter, die verzweifelt für mich einen neuen Termin auszumachen versuchte, mitteilte, sie solle mich nicht mehr herbringen, es sei denn, ich würde darum bitten, wieder herzukommen. Er sagte ihr, dass ich anscheinend nicht dort sein wollte und mich bei den Terminen nicht wohlfühlte.

Er hatte recht. Ich traf ihn draußen, bedankte mich höflich, und wir fuhren nach Hause. Ich konnte gar nicht schnell genug wegkommen.

Die nächsten zwei Wochen durchstöberte ich sämtliche Blumenläden und Pflanzengeschäfte in unserer Stadt. Ich musste einfach diese Blumen oder zumindest diesen Geruch wiederfinden. Dann würde ich wissen, dass ich nicht den Verstand verloren hatte. Aber wenn ich nicht fündig würde, was würde das wiederum bedeuten?

Doch alle meine Bemühungen blieben erfolglos. Niemand in den Geschäften erkannte aufgrund meiner Beschreibung ihres Aussehens und ihres Duftes diese Blumen wieder. Es war, als würden sie nirgendwo auf der Erde existieren.

Es dauerte etwa eine Woche, bis ich über das, was mir widerfahren war, sprechen konnte, ohne in Tränen auszubrechen. Für mich als bekennenden Atheisten hatten diese Geschehnisse mein Glaubenssystem bis ins Mark erschüttert.

Ich hatte drei Reconnective Healing-*Sitzungen, und seitdem hat sich mein Zustand um 100 Prozent gebessert. Ich kann jetzt wieder Dinge tun, die ich nie mehr für möglich gehalten hätte. Ich kann problemlos aus dem Bett aufstehen, ein Vorgang, für den ich früher ein paar Stunden brauchte. Ich kann Gläser öffnen, sogar solche, die mein Freund nicht öffnen kann! Ich kann trainieren und Sport treiben, ohne das Gefühl zu haben, ich würde gleich zusammenbrechen. Ich kann meinen Schmuck tragen, weil meine Hände und Knöchel nicht mehr schmerzen oder anschwellen. Und was am allerbesten ist: Ich brauche keine verschreibungspflichtigen Medikamente mehr.*

Meine Mutter hat sich über die Reconnective Healing-*Erfahrung kundig gemacht, und ich fühle mich viel weniger verrückt, weil ich weiß, dass ich nicht die Einzige bin, die diese Engel sieht und durch den Blumengarten am Himmel geht. Jetzt, wo ich mich dazu durchgerungen habe, darüber zu sprechen, ist das sogar eine Erleichterung. Manche Leute schauen mich seltsam an, wenn ich ihnen davon erzähle, aber davon kann ich mich nicht abhalten lassen. Die Menschen müssen erfahren, dass es so etwas gibt.*

Ich weiß nicht, in welcher Verfassung ich heute wäre, wenn meine Mutter mich nicht nach Los Angeles gebracht hätte. Und im Gegenzug hoffe ich, dass meine Worte jemand anderem helfen können.

⌘

Unsere Essenz: Der Schnittpunkt, an dem Rezeption, unser Körper und unsere Wahrheit zusammenkommen

Bei der *Reconnective Healing*-Erfahrung geht es nicht darum, zu versuchen, eine bestimmte Sache zu heilen. Vielleicht tut zum Beispiel jemandem der Rücken weh. Ob du es glaubst oder nicht: *Es ist nicht deine Aufgabe – und auch nicht deine höchste Rolle oder deine Bestimmung* –, die Rückenschmerzen dieser Person zu heilen, sosehr wir selbst, diese Person und ihre Mutter das auch glauben oder wünschen mögen. *Wir sind nicht hier, um uns um die Symptome zu kümmern!* Der Rückenschmerz ist ein Symptom für etwas – und eben dieses Etwas wird durch *Reconnective Healing* angegangen – unabhängig von der menschlichen Intention. *ES* ist keineswegs auf physische Heilung beschränkt, kann jedoch als Ausdruck des Gleichgewichts und der unendlichen Ordnung auch in diesem Raum des Physisch-Körperlichen wirken.

Was ist deine Essenz? Manche nennen es *die Seele;* auf jeden Fall kann man aber sagen, dass unsere Essenz ein Teil unserer nichtphysischen Form ist. Für einen Quantenphysiker mag deine Essenz das eine sein, für einen Geistlichen etwas anderes, und für einen Atheisten wieder etwas ganz anderes. Die Autoren Jeff Carreira und Craig Hamilton beschreiben sie als eine Art Neuanfang:

> *»Indem wir jeden Versuch aufgeben, durch die Macht des Verstandes etwas zu wissen, werden wir die ursprüngliche Unschuld unserer eigenen wahren Natur entdecken, was paradoxerweise die Tür zu einer unendlichen Quelle der Weisheit öffnet.«*

Wir würden sagen, unsere Essenz ist, wer wir in Wahrheit sind. Durch diese Wahrheit – unsere Essenz – interagiert *ES* mit uns, schwingt mit uns und erfährt sich selbst. Und hier stoßen wir auf eine der tiefgreifendsten Erkenntnisse und Wahrheiten von *Reconnective Healing*: Wir *senden* die Heilung *nicht,* wir *empfangen* sie ..., wir *werden* zur Heilung – und unsere Anwesenheit *beschleunigt und erweitert* sie. Hier werden wir wirklich zu einem Katalysator in dem inneren Wissen, dass Heilung überall dort geschehen kann, wo wir sind. So werden wir *durch unsere Aufmerksamkeit, nicht durch unsere Absicht,* zu einem zeitlosen Teilnehmer an einer dreifachen Interaktion zwischen unserer *lokalen* Verkörperung (Körper), unserer *nichtlokalen* Zeitlosigkeit des Seins (Essenz) und dem Vorher-Jenseits.

Ein typisches Beispiel: Wenn die Teilnehmer unserer Trainingsprogramme die Frequenzen von *Reconnective Healing* zu fühlen, zu ziehen, zu dehnen und mit ihnen zu interagieren beginnen, ist zu beobachten, wie sie eine Reihe von Emotionen durchleben, die von Angst und Frustration bis hin zu müheloser Freiheit und Befreiung reichen. Wenn wir sie zu den Behandlungsliegen führen, an denen sie miteinander interagieren, erhebt sich die Macht der Drei wie der Phönix aus der Asche.

Dieser erhabene Zustand des Erkennens wird erreicht, wenn wir mit einer anderen Person im Raunen von *Energie, Licht & Information* zusammenkommen und eins werden: eins mit der anderen Person und eins mit der universellen Intelligenz, die *Wiedervereinigung des physischen Menschen mit dem spirituellen Menschen.*

Für viele Völker, Kulturen und Religionen hat die Zahl Drei eine große Bedeutung, als sei sie mit mystischen Eigenschaften ausgestattet. Die Drei ist nicht nur eine Zahl, die in unseren Ursprungsgeschichten und Religionen vorkommt, sondern auch eine sehr mächtige Zahl in der Wissenschaft.

Zum Beispiel ist sie die einzige Primzahl, die direkt über sich eine Quadratzahl hat!

In Traditionen wie dem Taoismus, Hinduismus, Buddhismus, Judentum und Katholizismus werden uns mit der Zahl Drei auch Einblicke in die dreifache Natur der Wirklichkeit sowie in unsere Beziehung zu ihr gegeben. Im *»Tibetischen Totenbuch«* stehen die »Drei Körper der Buddhaschaft« für Körper, Geist und Seele. Im Christentum könnte diese Idee hinter der Vorstellung von den drei Aspekten des einen Gottes stehen: Vater, Sohn und Heiliger Geist. All diese Auffassungen stützen das Modell, dass der Mensch eins ist mit Gott, der Liebe, der Quelle, *Das-Was-Ist,* der universellen Intelligenz, dem Vorher-Jenseits oder jedem anderen Namen, der dich zum Lächeln bringt.

In *»Living Buddha, Living Christ«* [dt. Ausg.: *»Lebendiger Buddha, Lebendiger Christus«*] sagte der vietnamesische buddhistische Mönch Thich Nhat Hanh bei einem Treffen mit einem christlichen Geistlichen: »Ich sagte dem Priester, nach meinem Gefühl tragen wir alle den Samen des Heiligen Geistes in uns …, die Fähigkeit, zu heilen, zu verwandeln und zu lieben. Wenn wir diesen Samen berühren, sind wir in der Lage, Gott den Vater und Gott den Sohn zu berühren.«

Wir schätzen den Bezug von Hanhs Perspektive zu *Reconnective Healing*: Mittendrin in dem, was er als Gott-Vater und Gott-Sohn bezeichnete, sind *du, ich und alle anderen.* Obwohl *Reconnective Healing* nichts mit einer bestimmten Religion zu tun hat, erwähnen wir dies, weil Hanh die Idee der Dreifaltigkeit als einen *Prozess des direkten Wissens um das Göttliche* darstellt, eine Erkenntnis, die alle religiösen Namen, Rituale und sogar die Sprachen an sich transzendiert.

Entsprechend den prähistorischen Malereien auf Höhlenwänden, die in Frankreich, Spanien und anderen Teilen der Welt gefunden wurden und die später in unsere Ursprungsgeschichten, Mythen und religiösen Texte Einlass fanden, haben offenbar schon unsere frühesten Vorfahren diese dreifache Natur der menschlichen Existenz verstanden.

Die wissbegierige Natur des Menschen und die Fragen, die der menschliche Geist aufwirft, sind in gewisser Weise für unseren evolutionären Erfolg verantwortlich. Sie haben uns dazu veranlasst, unsere Ursprünge sowie unseren Platz in der Welt und im Universum zu erforschen. Gleichzeitig hat uns diese Aneignung von Wissen zu unserem heutigen Verständnis dahingehend geführt, wo wir heute stehen und wer wir in diesem Moment der Geschichte sind. Doch nun ist es an der Zeit, über das Wissen, über den Verstand hinauszugehen.

Wir Menschen sind natur- und evolutionsbedingt Kommunikatoren, die es dazu treibt, miteinander und mit der Welt um uns herum zu kommunizieren. Wir sind nicht nur hier, um unseren gegenwärtigen Moment zu verstehen, sondern auch, um die umfassenderen und höheren, unsichtbaren Aspekte unserer Existenz zu erkennen.

Aber was wäre, wenn es eine Sprache jenseits der Worte gäbe, die wir lernen könnten, ohne Vokabeln, Grammatik, Syntax etc. erlernen zu müssen? Eine Universalität der Kommunikation, die nicht mehr durch unsere Geschichten definiert ist? Eine integrative Sprache ohne Unterscheidung nach Gesundheit, Wohlstand, Geschlecht, Religion, kultureller Orientierung oder sogar Nähe zueinander?

Könnte es sein, dass eines der wertvollsten Symbole des Menschseins – die *verbale Sprache* – unsere besten Versuche untergräbt, die Unfähigkeit unseres Geistes, sich zu fokussieren, zu überwinden? Sind wir möglicherweise über die Grenzen hinausgewachsen, die uns durch Worte und Bilder auferlegt werden?

Vielleicht sind wir bereit, »die Sprache von *Energie, Licht & Information* zu sprechen«, ein Ansatz, der uns in einen höchst kohärenten universellen Austausch bringen soll. *Reconnective Healing* ist nicht nur eine Sprache für sich, sondern auch der »Stein von Rosetta«, der *spirituelle Schlüssel* zur neuen universellen Sprache des Kosmos für die Menschheit.

Der Beobachter und das Beobachtete

Stell dir vor, du hast einen Traum, in dem du dich selbst aus der Perspektive eines Dritten beobachten kannst. Vielleicht gehst du aus einem Raum hinaus und siehst dich von hinten, oder du schwebst über einer Szene und siehst dich selbst in Interaktion mit anderen. Die meisten von uns, wenn nicht sogar wir alle, haben diese Perspektive in einem Traum oder einem anderen Bewusstseinszustand in irgendeiner Form schon einmal erlebt.

Was sind die Gemeinsamkeiten dieser Erfahrungen? Erstens brauchen wir unsere physischen Augen nicht so wie in unserer vierdimensionalen irdischen Existenz. Zweitens sind wir in der Lage, uns selbst aus einem neuen Aspekt der erweiterten Dimension heraus zu beobachten, anders als das eingeschränkte Bild beim Blick in einen Spiegel.

Bei einer *Reconnective Healing*-Erfahrung ist es im Wesentlichen das Gleiche. Als Vermittler bist du sowohl der Beobachter als auch das Beobachtete. Zunächst einmal bedeutet das, dass du in Beobachtung bist. Du beobachtest Anzeichen, Gefühle, Gesichtsausdrücke und vieles mehr. Dabei beobachtest du viele Aspekte der Rezeption. Es gibt eine Menge zu beobachten, viel mehr, als jeder von uns bewusst wahrnehmen kann.

Gleichzeitig beobachtest du *dich selbst*. Du beobachtest vielleicht, was du fühlst. Neue oder unerwartete Empfindungen. Heiß oder kalt. Nass oder trocken. Schwingung oder Stillstand. Oder heiß, kalt, nass, trocken, Schwingung und Stillstand gleichzeitig.

In *achtsamer Unachtsamkeit* wirst du wahrscheinlich sogar unerwartete Ideen oder Gedanken beobachten, die in deinem Geist hochkommen. Wahrscheinlich bist du an einem Ort, an dem du in Stille, Empfänglichkeit, Frieden, Nicht-Urteilen und Präsenz sein kannst. Und höchstwahrscheinlich hast du visuelle, auditive, olfaktorische, emotionale und andere Wahrnehmungen. Jetzt bist du sowohl der Beobachter des Empfängers als auch der Beobachter deiner selbst, in Rezeption. Im *Jetzt.* Im *ewigen Jetzt.* Im *unendlichen Jetzt.* Vor dem denkenden Verstand. Vor der Zeit an sich. Bevor der denkende Verstand alles oder jedes in der dualen Illusion von Subjekt/Objekt wahrnimmt – in diesem Beispiel den Beobachter und das Beobachtete –, gibt es nur die Einheit. Du bist nicht das Subjekt *oder* das Objekt, nicht der Beobachter *oder* das Beobachtete. Du bist das Subjekt *und* das Objekt, der Beobachter *und* das Beobachtete. Du bist die Beobachtung an sich.

Wenn du dieses tiefe Gefühl des Einsseins erfährst, fühlst du dich ganz und gar wohl. Die Erfahrung geht dem Gewahrsein nicht voraus – das Gewahrsein geht der Erfahrung voraus. Das Gewahrsein offenbart alle Erfahrungen. Du lenkst nicht und versuchst auch nicht, das Ergebnis durch Intentionen zu bestimmen.

Während sich die Erfahrung entfaltet, existierst du *im reinen Sein.* Mit den Worten des Autors Rupert Spira: »Du bist die offene, leere, zulassende Präsenz des Gewahrseins, in dem die Objekte des Körpers, des Geistes und der Welt erscheinen und verschwinden, mit dem sie erkannt werden und aus dem sie schließlich gemacht werden. Nimm das einfach wahr, und in diesem Wissen: Sei es.«

Werde zur Heilung und werde dadurch *du*

Viele Menschen verschwenden eine Menge Zeit und Energie damit, Intentionen zu kreieren und Intentions-Checklisten zu erstellen, um das anzuziehen, was sie sich wünschen oder vermeintlich in ihrem Leben brauchen. Es gibt wenig Verantwortlichkeit (engl. *accountability*), wenn wir eine Intention erschaffen, jedoch ein hohes Maß an Verantwortlichkeit, wenn wir unsere Aufmerksamkeit auf etwas Wahrhaftiges und Reines richten und dann geduldig beobachten, wie es Gestalt annimmt.

Hyperanalytische Menschen werden das nie tun. Für sie fühlt es sich viel zu unsicher an, ihre Aufmerksamkeit auf etwas zu richten, sich hinzugeben und passiv zuzusehen, wie es in Erscheinung tritt und seine ganz eigene Form annimmt. Die Anhaftung an den Gedanken, dies zu tun, und die Möglichkeit, nicht genau das zu bekommen, was sie wollen, ist für sie sehr abschreckend. Angenommen, sie wünschen sich Liebe – dann ist die Vorstellung, einfach Liebe zu *werden* und damit den perfekten Partner anzuziehen, anstatt zu versuchen, sich den perfekten Partner bis ins kleinste Detail auszudenken, eine viel zu beängstigende Option; es fühlt sich riskant an und ist mit Ungewissheit behaftet.

In Wahrheit ist es alles andere als das. Die Herausforderung für hyperanalytische Menschen bei der Annäherung an *Reconnective Healing* besteht darin, dass *Reconnective Healing* das Loslassen des falschen Gefühls der Kontrolle erfordert, an das sie sich gewöhnt haben. Um zu heilen, um wirklich ein Heiler oder eine Heilerin zu sein, muss man dieses falsche Gefühl der Kontrolle loslassen, *um selbst zur Heilung zu werden*. Denn nur wenn man loslässt und empfängt, entsteht die perfekte Heilung.

Das ist das Geschenk der achtsamen Unachtsamkeit bei der *Reconnective Healing*-Erfahrung, die ultimative Chance für den Verstand, eine Denkpause einzulegen, während unsere unverdünnte Essenz die wahre Natur von *ES* leichter zum Ausdruck bringt.

Also verzeihe dir selbst und genieße deinen angeborenen Sinn für Komik und dein Timing, wenn du dieses Zitat von Vincent van Gogh liest: »Ich habe mein Herz und meine Seele in meine Arbeit gesteckt und dabei meinen Verstand verloren …«, und dein frecher innerer Komiker seinen Senf dazugibt: »… ganz zu schweigen von einem Ohr, Vincent, ganz zu schweigen von einem Ohr.«

Die Frequenzen von *Reconnective Healing* interagieren mit uns auf ähnliche Weise, wie die Energie in einem einzelnen Atom eines Samens dazu beiträgt, die Samenschale aufzubrechen, um den Keim zur Blume reifen zu lassen, und zwar mit der perfekten Keimruhe und mit reinem Potenzial.

Vom Vorher-Jenseits zur Geburt jeglicher Erfahrung gewinnen wir das Gewahrsein zurück, jenen vollkommenen, zeitlosen Teil unserer selbst, der immer ganz und vollständig ist.

Hier ist ein kurzer Überblick über einige Punkte in diesem Kapitel, bevor wir mit der Übung beginnen:

Wir sind nicht nur *mehr* als unsere Gedanken und unser physischer Körper, wir existieren in einer Ordnung, die darüber hinausgeht, was unser Verstand und unsere Gedanken wahrnehmen können. Die *Reconnective Healing*-Intelligenz kommt vor dem Denken, vor dem Verstand, vor der Zeit. Sobald wir mit diesen Frequenzen interagieren, sind wir in Stille und Kohärenz, denn sie beziehen den denkenden Verstand nicht mit ein.

Wir haben besprochen, wie wertvoll es ist, sich des *Das-Was-Ist* bewusst gewahr zu sein, »während es sich erfüllt«, und dass der Punkt, an dem wir in Verbindung mit *Energie, Licht & Information* sind, irgendwo *vor* unseren Gedanken, vor unserem denkenden Verstand, im Vorher-Jenseits existiert und somit im Hintergrund jeglicher bekannten Erfahrung.

Sobald wir Intentionen hegen, lenken, kontrollieren, erwarten oder das Ergebnis vorwegnehmen, verringert sich unsere Empfänglichkeit für das unendliche Potenzial und wird verschleiert. Erlerntes Wissen ist eine Ansammlung von Schritten, die uns zu einem Absprungpunkt führen, von dem aus wir in das innere Wissen eintreten können – ein feldloses, zustandsloses, reines Bewusstsein/Gewahrsein.

Wir haben erfahren, dass die *Reconnective Healing*-Frequenzen den negativen Nachrichtenaustausch unterbrechen und selbstsabotierende Programme zum Verschwinden bringen können, und zwar auf Dauer. Es ist ein Austausch, *bei dem deine Heilung zum Gewahrsein deiner Ganzheit wird.*

Wir haben über den *Unterschied zwischen Instinkt und Intuition* gesprochen. Dein Instinkt ist dein augenblickliches und bedingungsloses inneres Wissen. Er kommt vor dem Denken. Intuition ist angelernt und in unterschiedlichem Maß von Gedanken und Meinungen durchdrungen und getrübt. Bei *Reconnective Healing* musst du nicht kognitiv in den Prozess involviert sein, ja es ist sogar besser, nicht auf dieser Ebene involviert zu sein. Wir versuchen nicht, eine bestimmte Sache zu heilen – das ist weder deine Aufgabe noch deine höchste Bestimmung. *Wir senden die Heilung nicht, wir empfangen sie, wir werden zu ihr – und unsere bloße Präsenz beschleunigt sie und dehnt sie aus.*

Heilung kann überall dort geschehen, wo wir sind. So werden wir durch unsere Aufmerksamkeit – nicht durch unsere Intention – zu einem zeitlosen Teilnehmer der Heilung. Wir sind bereit, »in der Sprache von *Energie, Licht & In-*

formation zu sprechen«, ein Ansatz, der uns in einen höchst kohärenten universellen Austausch bringt. Du bist weder das Subjekt noch das Objekt, du bist das Subjekt *und* das Objekt, der Beobachter *und* das Beobachtete. Letztlich bist du die Beobachtung an sich, und damit bist du die *Einheit*.

Die Erfahrung geht dem Bewusstsein nicht voraus, das Bewusstsein geht der Erfahrung voraus. Das Gewahrsein offenbart alle Erfahrung.

Nur wenn man loslässt und empfängt, entsteht die perfekte Heilung.

Übung 4:
Freies Schweben in den Frequenzen

Falls du Erics Buch »*The Reconnection: Heile andere, heile dich selbst*« hast, empfehlen wir dir die Übungen in Kapitel 19: »Die Energie finden«. Andernfalls kommt hier ein [neu übersetzter] Teil des Kapitels, der sich auf diese Übung bezieht:

Die Gleitübung

Stell dir vor, der Raum, in dem du stehst, sei bis zum unteren Teil deines Brustkorbs mit Wasser gefüllt. Halte Hände und Arme zunächst in der normalen anatomischen Position*, lass sie dann bis zur Wasseroberfläche emporgleiten und spüre, wie sie vom Wasser getragen werden. (* Wie in »*The Reconnection*« gelehrt, ist dies die Position, die die Hände automatisch einnehmen, wenn Arme und Hände an den Seiten herabhängen, ohne dass man sich ihrer bewusst ist.) Spüre auch die Oberflächenspannung des Wassers, durch die deine Handflächen leicht abgestützt werden. Achte dabei darauf, welche verschiedenen Empfindungen du wahrnimmst. Wenn du mit einem Klienten oder einer Klientin auf der Liege arbeitest, ist dies eine der Möglichkeiten, wie du eine Rezeption herstellen kannst. Bei den meisten Menschen werden dadurch Register ausgelöst. (Register sind unwillkürliche körperliche, oft sichtbare Reaktionen.)

⌘

Wir möchten dieser Übung ein paar neue Dimensionen hinzufügen:

Dazu stellst du dich bequem hin, die Füße sind ungefähr schulterbreit auseinander. Lass in deinen Händen das Gefühl entstehen, als würden sie etwa auf Höhe der Hüfte mit nach unten gerichteten Handflächen auf der Wasseroberfläche gleiten. Spüre, wie sie gleiten, lass sie treiben. Wenn du Lust hast, kannst du dir kleine, sanfte Unterströmungen im Wasser vorstellen und beobachten, in welche Richtung die Hände dadurch gedrückt, gezogen oder geführt werden. Achte besonders auf die Empfindungen in den Handflächen und lass die Hände dorthin wandern, wohin sie geführt werden. Wenn du nichts davon spürst oder merkst, ist das auch in Ordnung. Lass sie einfach dort bleiben, wo sie sind.

Als Nächstes werden wir eine weitere Ebene des Erforschens einführen. Denke an ein Spielzeug, das 1971 zum ersten Mal der Öffentlichkeit vorgestellt wurde: die Weebles-Spielzeuge. Falls du sie nicht kennst, google einmal danach. Es hilft, sich das Bild anzuschauen, bevor wir weitermachen. Der Slogan lautete: »Weebles wobble but they don't fall down«, das heißt: »Weebles wackeln, aber sie fallen nicht um.« Wer nicht aus den USA kommt, wird die Weebles wahrscheinlich anhand eines Bildes trotzdem erkennen. Wir empfehlen dir, diese Übung ganz vorsichtig zu machen, damit du, wie die Weebles, nicht umfällst. Wer die Übung im Sitzen oder in einer anderen Position ausführen muss, kann sie nach Belieben an seine Bedürfnisse anpassen, damit sie bequem und gut ausbalanciert durchgeführt werden kann.

Lass die Hände mit den Handflächen also gleichsam auf der Wasseroberfläche treiben und halte sie still so weit vom Körper weg, dass du dich damit wohlfühlst. Strecke die Knie sanft durch und wippe von einer Seite zur anderen. Die Knöchel sind dabei der Hauptdrehpunkt. Spüre die Wasseroberfläche, die leicht unter der Oberfläche deiner Handflächen dahingleitet. Führe von den Knöcheln aus eine Drehbewegung aus und experimentiere mit der seitlichen Bewegung, spiele dann mit einer Vorwärts rückwärts-Bewegung und später mit einer Kreisbewegung. Achte darauf, wie die verschiedenen Bewegungen das Gefühl des Wassers unter den Handflächen verändern.

Sobald du dich damit wohl und vertraut fühlst, nehmen wir eine weitere Variable dazu. Für ein sensorisches Verständnis dessen, was wir jetzt tun werden, spielen wir zunächst ein wenig mit sensorischen Erinnerungen aus dem normalen Alltag herum.

Die meisten von uns haben schon einmal auf einer Rolltreppe gestanden, und die meisten von uns haben sich beim Fahren mit der Hand am Handlauf abgestützt. Nicht alle haben dabei bemerkt, dass sich der Handlauf meistens mit einer etwas anderen Geschwindigkeit bewegt als die Stufen. Wenn du einmal hinschaust, wirst du feststellen, dass du und die Hand, die auf dem Handlauf ruht, sich zwar in dieselbe Richtung bewegen, die Hand aber gefühlt etwas schneller gezogen wird als der Körper. Bitte setze dieses Gewahrsein, dieses Sinnesgedächtnis, hier mit bewusster Intention ein.

Lass dazu deine Hände wieder auf der Wasseroberfläche treiben. Wenn du dich aus den Fußknöcheln heraus nach links drehst, lässt du die Hände etwas schneller nach links gleiten, als sich dein Körper bewegt. Schwenke dann nach rechts und lass die Hände etwas schneller nach rechts gleiten, als sich dein Körper dreht. Achte bewusst darauf, wie sich deine Hände und dein Körper in dieselbe Richtung bewegen, aber zugleich mit zwei unterschiedlichen Geschwindigkeiten. Dann machst du das Gleiche vorwärts und rückwärts. Mit anderen Worten: Wenn du nach vorne schwenkst, lässt du die Hände etwas schneller nach vorne gleiten. Dann machst du das Gleiche beim Zurückschwenken in die andere Richtung.

Als Nächstes lässt du beim Vor- und Zurückschwenken die Hände eher kreisförmige Bewegungen machen. Wiederhole das beim

Schwenken zur Seite. Deine Hände können sich gemeinsam kreisförmig bewegen und dann unabhängig voneinander – vielleicht die rechte Hand *im* und die linke Hand *gegen* den Uhrzeigersinn. Du kannst auch damit experimentieren, dabei den Winkel oder die Neigung der Hände zu verändern, sodass sie gefühlt halb ins Wasser eingetaucht sind, als würden sie gegen das Wasser drücken.

Jetzt wollen wir unserem Spiel eine weitere Dimension hinzufügen. Vielleicht hast du bemerkt, dass sich dein Kopf während dieser Übung ganz natürlich in die eine oder andere Richtung neigt und dein Blick von einer zur anderen Seite geht und auch ein wenig nach oben oder unten wandert. Wir wollen jetzt mehr aktives Gewahrsein einsetzen und diese zusätzlichen Konzepte bewusst umsetzen. Neige den Kopf in jede beliebige Richtung und lass den Blick nach links oder rechts, nach oben oder unten schweifen. Erforsche, was dieses verstärkte »aktive Lauschen« bzw. das verstärkte aktive Gewahrsein zu deiner Erfahrung beiträgt! Du kannst damit auch einfach im Lauf des Tages herumspielen, um zu sehen, wie dein alltägliches Bewusstseinslevel, dein multidimensionales Bewusstsein, dadurch ergänzt wird. (Probiere es allerdings lieber nicht an belebten Orten mit vielen Menschen! Warum? Falls die Gründe für dich momentan nicht offensichtlich sind, werden sie dir wahrscheinlich bald klar werden, sobald du es versuchst.)

⌘

Bevor wir zum nächsten Kapitel übergehen, solltest du dies wissen: Wenn du *ES* in dein Leben lässt, werden dir viele neue Geschenke zuteil – nicht immer die, die du vielleicht erwartet hast, denn oft werden sie deine Vorstellungskraft übersteigen. Eines der Hauptgeschenke der achtsamen Unachtsamkeit ist: *Gewissheit selbst inmitten von extremem Chaos.*

Diese wahrhaft wunderbare und unerklärliche Besonderheit führt uns zu einem neuen Verständnis unserer bisher größten Rolle: als Katalysator für Heilung!

Bitte kläre für dich die folgenden Fragen mit Gedanken, möglichen Antworten, Erläuterungen, Ideen usw., so gut du kannst:

1. Was habe ich in diesem Kapitel gelernt?

2. Was habe ich bei dieser Übung entdeckt?

3. Welche Ideen sind neu für mich?

4. Welche Ideen sind anders, als ich dachte?

5. Welche Ideen ziehe ich jetzt in Erwägung?

6. Welche Ideen fühlen sich für mich am natürlichsten an?

7. Mit welchen Ideen oder Konzepten habe ich die größten Schwierigkeiten bzw. welche sind für mich am schwersten zu akzeptieren?

8. Mit welchen Ideen oder Konzepten habe ich die größten Schwierigkeiten bzw. welche finde ich am schwersten zu verstehen?

9. Welche meiner früheren Überzeugungen und Vorstellungen sind für mich am schwersten loszulassen und aufzugeben?

10. Welche Ideen und Konzepte empfinde ich als besonders befreiend und ermächtigend?

11. Was konnte ich durch meine Bereitschaft, nichts zu wissen, bereits entdecken? Was bin ich dadurch schon geworden?

12. Was könnte ich durch meine derzeitige Bereitschaft, nichts zu wissen, in Zukunft entdecken? Was könnte ich dadurch werden?

Falls du keine Antwort auf manche der obigen Fragen findest oder dir einfach die Worte fehlen, hilft dir vielleicht das nachstehende, von uns entwickelte Modell beim Ausfüllen der Lücken:

Ich bin mir nicht sicher, ob ich das weiß, aber wenn ich es wüsste, könnte die Antwort lauten:

....

Mir fehlen die Worte, um es zu erklären, aber wenn ich die Worte hätte, würden sie vielleicht so lauten:

....

Mir fehlen die Worte, um es zu beschreiben, aber wenn ich die Worte hätte, wären es vielleicht diese:

....

5.

DAS GESCHENK DES KOHÄRENTEN KATALYSATORS

»Ein … Katalysator hat die Fähigkeit,
bedeutende und nachhaltige Veränderungen auszulösen,
Möglichkeiten zu inspirieren
und Ergebnisse schneller zu erreichen.«

Vishwas Chavan
»Vishwasutras: Universal Principles for Living:
Inspired by Real-Life Experiences«

Als physische Verkörperung von Energie ist der Mensch im Wesentlichen ein organisches Stück Materie, das sich aus geordneten Atomen zusammensetzt. Und doch sind wir dank des menschlichen Gehirns so viel mehr; es ermöglicht uns, unser Leben kognitiv zu erfahren, darüber nachzusinnen und es zu interpretieren.

Aber bedeutet das, dass du beim Lesen dieses Buches kognitiv eine Erfahrung kreierst, die nicht real ist, die nicht existiert? Ist das alles eine Erfindung deines Geistes, eine Matrix oder eine virtuelle Realität?

Wie du wahrscheinlich eher feststellen wirst, ist dieses Buch ein Katalysator, der dir Türen öffnet, dir Zugang zu dem gewährt, was bisher unbemerkt oder unzugänglich war.

Ein *Katalysator* wird im Allgemeinen als Ursache, Auslöser und/oder Beschleuniger einer Aktivität zwischen zwei oder mehreren Personen oder Dingen verstanden. Er ist ein Anstoß, ein Anreiz, eine Motivation, ein Stimulans, ein Agitator, ein Enzym, ein Impuls, eine Anregung, ein Aufwiegler, ein Reaktant, ein Synergist, ein radikaler Stimulus, eine Zündkerze ..., er ist *Inspiration.*

Ein *Conduit* wird im Allgemeinen als ein Kanal, eine Leitung, eine Pipeline, ein Aquädukt oder ein Konduktor verstanden. Einfach gesagt ist ein Conduit ein Träger- oder Übertragungssystem in einer oder mehreren Formen. In unserem Kontext ist diese unendliche Kombination aus *Energie, Licht & Information* der Conduit bzw. der Kanal.

Durch das *Gewahrsein unserer Beobachtung* fungieren wir als Katalysator für das Zusammenspiel. Als Katalysator in der Gegenwart dieses Kanals und dessen, was er mit sich bringt, ermöglichst du das Offenbarwerden einer Heilung, die zuvor im Leben der betreffenden Person nicht offensichtlich war und oft nicht einmal bewusst in Betracht gezogen wurde. Katalysator zu sein und die Inspiration zu sein, ist im Rahmen dieser Dynamik eigentlich austauschbar. Du kannst es dir folgendermaßen vorstellen: Der Conduit ist das Übertragungssystem für die Heilung, und der Katalysator bringt das Geschenk der Heilung zur endgültigen Entfaltung. Die *Reconnective Healing*-Erfahrung ist also das katalytische Ereignis.

Wenn wir das Wispern oder Raunen bzw. die Einflüsterungen empfangen, bildet sich in unseren Zellen, Geweben, der DNA, dem energetischen Feld um uns herum und auch in unserer äußeren Realität eine intelligentere und kohärentere Resonanz, die mehr Ordnung aufweist. In dieser Beziehung – seien wir nun der Vermittler oder der Empfänger der Heilung – entwickeln und offenbaren wir unsere ganz persönliche Heilungsdynamik: eine sichtbare körperliche Heilung, neue Bewusstseinsebenen, schnellere Fortschritte im Alltag oder reine Gewissheit inmitten eines scheinbar absoluten Chaos.

Wenn du diese Erfahrung empfängst bzw. vermittelst, interagierst du als Katalysator/Inspiration mit dem Kanal des reinen Gewahrseins. Hier treiben die Frequenzen euch beide in ein großartiges Crescendo, und *alle multidimensionalen Möglichkeiten sind realisierbar.* Die Kohärenz entsteht in einem brillanten Tanz der Inspiration, bei dem jeder von euch unermesslich mehr empfängt, als ihr als Einzelpersonen in diesem Moment empfangen würdet: mehr Balance, Harmonie, Flow, Resonanz und Schwingung, was für dein tiefes Wohlbefinden notwendig ist. In diesem Austausch, der nicht durch einen kognitiven Prozess stattfinden kann, beginnt sich das höchste Gut für deine Existenz auf einer Ebene jenseits des Denkens oder der »Vernunft« auf dich einzustimmen. Wenn dir also jemand sagt, das sei nicht vernünftig, kannst du ihn wissend und voller Gewissheit anlächeln und zustimmend mit dem Kopf nicken. Entweder kapiert es die Person, oder sie wird es später kapieren.

Die sich daraus ergebende Harmonie ist speziell und eigens auf dich abgestimmt. Um es auf den Punkt zu bringen: *ES* weiß, wohin es zu gehen hat und was es zu tun hat. Du musst – bildlich gesprochen – einfach nur »Ja!« sagen und aus dem Weg gehen. Die Frequenzen werden perfekt orchestrierte, einzigartige und personalisierte Erfahrungen und Auswirkungen für alle haben. *Energie, Licht & Information* ist reine Weisheit mit der Kraft der Einsicht, unbehindert von menschlichen Konzepten des Urteilens, von richtig oder falsch; eine Weisheit, die uns teilhaben lässt und uns die Fähigkeit verleiht, zu unserer eigenen Heilung zu werden – Heilung an sich.

»Hast du das über Inkohärenz gehört? Ich bin nicht sicher, ob ich es verstanden habe …«

In den letzten zwei Jahrzehnten ist »Kohärenz« zu einem Modewort geworden, das in den allgemeinen Sprachgebrauch eingegangen ist. Doch um besser zu verstehen, was es bedeutet, ein Katalysator in der Welt der Heilung zu sein, sollten wir uns die Vorstellung der Kohärenz etwas genauer ansehen.

Überall auf der Welt, wo wir unterrichten, unabhängig von Ort und Sprache, wollen Menschen aus allen Gesellschaftsschichten mehr über Kohärenz erfahren.

Tom Atlee vom Co-Intelligence Institute beschreibt es sehr schön: »Kohärenz ist eine Form von Ganzheit. Kohärentes passt gut zusammen.« Prominente Persönlichkeiten wie Nassim Haramein, Gregg Braden, Lynne McTaggart, Dr. Joe Dispenza und viele andere erforschen die Kohärenz durch die Brille der Neurowissenschaften und der Quantenphysik.

Der Wissenschaft ist es gelungen, verschiedene Aspekte der Kohärenz zu messen, doch Kohärenz lässt sich nicht vollständig messen. Wie wir ja wissen, kann nichts gemessen werden, solange wir keine wissenschaftliche Ausrüstung dafür haben. Deshalb wussten wir nicht, dass es so etwas wie infrarotes und ultraviolettes Licht gibt, bis wir die entsprechenden Gerätschaften zum Messen hatten. Kohärenz ist eigentlich eine Skala, aber nur weil etwas eine Skala ist, bedeutet das nicht, dass diese Skala einen messbaren oder feststellbaren Anfang oder ein Ende hat.

Wir könnten uns leicht in der Mathematik der Kohärenz und der Wellen verlieren. Aber keine Bange, das wollen wir genauso wenig wie du. Zum Glück geht es hier nicht um Mathematik – und hoffentlich auch nirgendwo sonst in diesem Buch. Es geht um *Reconnective Healing*. Wir wollen noch einmal das Genie von Rollin McCraty, PhD, Executive Vice President und Leiter der Forschungsabteilung des HeartMath Institute, heranziehen und auf seine Definition von Kohärenz zurückgreifen:

> *»Kohärenz impliziert Ordnung, Struktur, Harmonie und Abstimmung innerhalb von Systemen und auch systemübergreifend (zwischen Systemen oder Teilsystemen) … Kohärenz impliziert auch die Möglichkeit, große Mengen an Informationen bzw. Intelligenz in kohärente Aktivitäten, Ereignisse, Signale oder Wellenformen einzubinden.«*

Das Wesentliche an dieser Definition ist: Durch Wellenformen können größere Mengen an Informationen bzw. Intelligenz übertragen werden. Im *Reconnective Healing* haben wir unsere eigene, einfachere Definition von Kohärenz:

> *Kohärenz ist unser natürlicher Zustand, wenn es keine Interferenzen bzw. Störungen gibt. Es ist das Vorhandensein bzw. die Qualität von Frieden, Gnade und Wohlbefinden.*

Interferenzen können der Schmerz der Vergangenheit oder die Angst vor der Zukunft sein oder der Fokus auf Mangel, Schmerz, Leid oder jeden anderen Aspekt des menschlichen Dramas, der uns aus dem gegenwärtigen Moment in einen Geisteszustand der Angst versetzt. Die Gedanken und Analysen unseres Gehirns können eine Menge Interferenzen und Störgeräusche erzeugen. Und wie beim Versuch, einen Radiosender einzustellen und zu empfangen, gilt: Je mehr Interferenzen vorhanden sind, desto schwächer ist das Signal (bzw. die Information). Ähnlich verhält es sich mit *Reconnective Healing*: Je mehr Interferenzen wir erleben, desto weniger Informationen empfangen wir bewusst. Aber Achtung, die Betonung liegt auf *»bewusst«*. Ja, wir nehmen die Informationen auf. Aber wenn wir sie nicht bewusst wahrnehmen, erfahren wir sie nicht voll und ganz.

1962 sagte Bob Dylan einmal in einem Interview: »Die Songs sind da. Sie existieren ganz einfach und warten nur darauf, dass jemand sie aufschreibt.« Damit spielte er eindeutig auf diese Interaktion an.

Die meisten Künstler, Schriftsteller und Musiker sprechen von dem Raum, in dem ihr bewusster Verstand verschwindet und sie zu einem offenen Kanal werden, einem Gefäß, durch das die kreativen Energien frei fließen können.

In einem *Reconnective Healing*-Austausch stellt der Katalysator, der die Inspiration ist, eine aktive Rolle und Identität dar. Wenn wir zur Inspiration werden, werden unser Gewebe, unsere DNA, unser Herz, unsere Biophotonen – unsere Essenz und unser ganzes Wesen – zu inspirierendem Bewusstsein, *Energie, Licht & Information* für die Person, mit der wir arbeiten, für die Nachbarn und für alle Lebewesen.

Als Katalysator ermöglichst du die Rückverbindung mit der gesamten Heilung an sich – die Rückverbindung mit allen Geschenken und Gaben aller Heilungsansätze, mit allem, was uns durch die der Welt bekannten Energieheilungsmethoden geschenkt wurde, mit allem, was uns von jenen geschenkt wurde, die vielleicht vergessen wurden, und mit allem, was uns jene schenken, von denen wir noch nichts wissen, und mit noch unendlich viel mehr. Wir fungieren als ein universeller gemeinsamer Nenner, der es allen ermöglicht, zu kommunizieren, zu empfangen und zu interagieren.

Auf eine sehr reale Weise steckst du die Welt mit Liebe und Licht an.

Der Katalysator als Inspirationsimpuls

»Aspire to inspire before you expire.« – »Strebe danach, zu inspirieren, bevor du deinen letzten Atemzug tust.«

Eugene Bell, Jr.

Die obige Aussage hat so viele verschiedene Perspektiven. Der Katalysator inspiriert dazu, dass etwas schneller oder auf einem höheren Niveau vonstattengeht. Doch *»inspirieren«*, das lateinische Wort für »einatmen«, und *»exspirieren«* bzw. »ausatmen« sind Aufgaben eines Kanals; das heißt, unsere Nasenlöcher fungieren als bidirektionale Leitungen für die Luft, die wir ein- und ausatmen. Die Schönheit des lebenserhaltenden Sauerstoffs fließt herein, und das (für Pflanzen) lebenserhaltende Kohlendioxid fließt hinaus. Das Konzept der Inspiration, so wie es sich eher mechanisch auf die Atmung bezieht, ist also das eines Kanals, und doch ist die Anwesenheit von Sauerstoff an sich und das, was er im Körper in vielerlei Hinsicht bewirkt, ein Katalysator, wenn auch nicht im technischen Sinne, um die Körperfunktionen zu optimieren.

Die Atmung ist demnach sowohl eine leitende als auch eine katalytische Aktivität. Obwohl du also einerseits einatmen bzw. inspirieren musst, um ausatmen bzw. exspirieren zu können, kannst du andererseits, wenn du nicht inspirierst, sehr wohl exspirieren, und zwar in einem ganz anderen Wortsinn: Du kannst dann nämlich »dein Leben aushauchen«, und zwar früher, als du womöglich beabsichtigt hast! Wir sollten also, wie Eugene Bell so schön sagt, Aspirationen hegen, inspirierend zu sein.

Bei dem Wort »inspirieren« denkst du vielleicht an neue Energie, grenzenlose Freude, eine Welle der Kreativität oder an den einfachen, schönen und vitalen Akt des Atmens. Durch die Brille des *Reconnective Healing* betrachtet wird Inspiration noch faszinierender.

Lies einmal die [Übersetzung der] ersten sieben Einträge für das (englische) Verb *»inspire«* auf *dictionary.com:*

1. Mit einem belebenden, anregenden, erhebenden Einfluss erfüllen
2. (Ein Gefühl, einen Gedanken usw.) hervorrufen oder erwecken
3. Mit einem bestimmten Gefühl, Gedanken etc. erfüllen bzw. Wirkung ausüben
4. Beeinflussen oder antreiben
5. Beleben, animieren – wie es ein Einfluss, Gefühl, Gedanke o.Ä. tut
6. Über einen göttlichen bzw. übernatürlichen Einfluss kommunizieren bzw. anregen
7. Durch göttlichen Einfluss führen bzw. kontrollieren

Die meisten Menschen betrachten sich selbst nicht als Inspiration. Es fühlt sich vielleicht an, als sei es eine zu große Verantwortung, eine Ehre, der wir uns nicht würdig fühlen. Eine Inspiration zu sein, kann sehr nach Eigennützigkeit und Selbstverherrlichung klingen, sodass wir uns denken: »Ich könnte nie eine Inspiration sein«, und wir schämen uns zu sehr, um es überhaupt in Betracht zu ziehen.

Eine persönliche Anmerkung von Eric:

Wenn man mich als »Dr. Eric Pearl«, den »Begründer«, »Entdecker« oder »das Instrument, durch das sich *Reconnective Healing* offenbart hat«, betrachtet, denken die Leute oft, ich sei der *»Conduit«*, der Kanal. Doch wenn du das Buch bis hierher gelesen hast, weißt du natürlich, dass das nicht stimmt. Wir wissen, dass *ES*, als Ausdruck der Quelle, der

Kanal ist. *ES* ist die Intelligenz und die Quelle, die *sich selbst* in der Sprache und den Frequenzen von *Energie, Licht & Information* kommuniziert.

Als ich meine jetzige Rolle annahm und mich darauf einließ, tauchte schon früh das Konzept der Verantwortung auf: *Was, wenn die Heilung nicht »funktionierte«? Was, wenn ich »versagte« und die gewünschten Ergebnisse nicht erzielte? Was, wenn ich nicht die innere katalytische Kraft besäße, um die Inspiration von* ES *zu sein?*

Ich merkte, wie ich von verschiedenen Aspekten meines Ego bzw. meiner Persönlichkeit die Klarheit meiner Rolle verfälschen bzw. verschleiern ließ.

Jillian dagegen konnte sich von Anfang an keine höhere Bestimmung vorstellen, als diese inspirierende Rolle des Katalysators zu übernehmen. Sie konnte sich kein höheres Ziel vorstellen, als dem *ES* zu dienen und mich bei diesem Unterfangen zu unterstützen. Jillians Wesen ist und war von Anfang an selbstlose Liebe und Dienst; das ist eines der vielen schönen Dinge, die mich zu ihr hingezogen haben und die ich immer an ihr lieben werde.

Die Rolle eines jeden – deine, unsere und die aller anderen – besteht darin, unsere Essenz zu offenbaren. Dies ist die Kraft unserer Seele, die jeder von uns verkörpert: das lebenswichtige Bindegewebe, das es jedem von uns ermöglicht, in unserem Gewahrsein des Einsseins zu sein.

Des Gewahrseins gewahr werden

Betrachten wir nun die Natur des Gewahrseins. Beim Blick auf eine Tulpe siehst du einen langen, anmutigen Stiel, der nach oben wächst und von zarten, bunten Blütenblättern gekrönt wird, die die Blüte bilden. Bei näherer Betrachtung siehst du weitere Teile der Tulpe: ein Staubgefäß und einen Stempel, was darauf hinweist, dass sie sowohl männlich als auch weiblich ist. Du siehst auch das Kelchblatt, den Griffel, den Fruchtknoten, vielleicht sogar einige kleine Insekten, die sich in der Tulpe niedergelassen haben, und vieles mehr. Wie hat sich diese einfache Tulpe von einem bloßen Stängel zu etwas viel Größerem entwickelt? Durch Gewahrsein.

In dem Moment, in dem du dein Gewahrsein auf eine voll entwickelte, verwirklichte Tulpe richtest, berührt die Essenz der Tulpe etwas in deiner Essenz – und du musst nicht darüber nachdenken, wie oder warum die Tulpe dich so bewegt. Dein Gewahrsein inspiriert sie, und sie inspiriert dich.

Wir tauchen in die Erfahrung ein.

Darin liegt der Schlüssel zur inhärenten Anziehungskraft von *Reconnective Healing*. Fast sofort befinden wir uns am unendlichen Ausgangspunkt, der der Endpunkt ist – bzw. der unendliche Punkt, das Vorher-Jenseits, aus dem alle Erfahrungen entstehen. Erfahrungen, die wir wegen ihrer flüchtigen Schönheit und ihrer vergänglichen Qualitäten beobachten. Erfahrungen, die wir kommen und gehen sehen, während wir unverwandt in unserer unendlichen Verbundenheit verweilen.

Aber wir sind nicht die Summe dieser Erfahrungen – wir sind ihre Quelle.

Gehirntraining dagegen funktioniert umgekehrt. Hier ist der Ausgangspunkt der Versuch, unser Denken dazu zu bringen, das zu werden, was wir zu manifestieren beabsichtigen. Mit anderen Worten: Wir lenken die Erfahrung so, dass sie ein beabsichtigtes Ergebnis hervorbringt.

Willkommen in der neuen Physik! Wie wir ja inzwischen tatsächlich wissen, erschafft Energie Materie. Dein Denken kreiert unendliche Möglichkeiten, solange du weiterhin daran denkst. Das kann sich allerdings als ziemlich anstrengend erweisen.

Zwei Punkte zum Gehirntraining:
1. Es ist eine Menge Arbeit.
2. Es erfordert unendlich viel Instandhaltungsaufwand.

Zwei Punkte zum *Reconnective Healing*:
1. Es erfordert keine Arbeit.
2. Es erfordert keinerlei Instandhaltung außer Gewahrsein.

Ob es nun der Duft einer Tulpe ist (ja, Virginia, manche Tulpensorten duften tatsächlich!), die Melodie eines Musikstücks, der Pinselstrich eines Gemäldes oder die anregende Essenz eines geliebten Menschen, die dich durchweht – es findet ein sofortiger Austausch statt. Das ist Inspiration.

Zusammengefasst können wir sagen: Das Geschenk des Katalysators in Kohärenz ermöglicht es uns, uns selbst als die Inspiration von *ES* zu begreifen und zu erleben, und eben diese Inspiration ist unser kohärentester Seinszustand! Als einzelne Flamme, als Teil der kollektiven Flamme ist das unsere Bestimmung. Vielleicht erkennen wir als kollektives Bewusstsein, dass wir mehr sind als unser physischer Körper, dass in uns etwas Größeres existiert.

Unsere wahre Identität

Wir können ganz einfach zwischen dem illusorischen Ich, das wir der Welt präsentieren, und der Natur unseres wahren, inneren Selbst unterscheiden. Dadurch lassen wir zu, dass die Essenz unseres Wesens zur dominanteren Kraft wird und nicht unser Verstand.

In diesem Austausch beginnt dein Herz seine eigene Sprache zu sprechen. Du richtest deine Aufmerksamkeit nicht auf eine schöne Blume, ein Lied, ein Gemälde, eine wunderbare Geschichte oder die Liebe; vielmehr wirst du zur schönen Blume, zum Lied, zum Gemälde, zur wunderbaren Geschichte, zur Liebe. Das bedeutet es, die Inspiration an sich zu sein; die Rolle, die wir in unserem täglichen Leben spielen müssen: der Katalysator für den Kanal.

Wer macht was? Der Kanal, der Katalysator und die heilenden Frequenzen

Die Vorstellung, ein Heiler oder eine Heilerin zu werden, ist für dich vielleicht faszinierend, ja fast unwiderstehlich. Doch die Sache ist die: Du willst das zwar womöglich sein, aber vielleicht hegst du auch nagende Zweifel an dir selbst und dahingehend, wie realistisch die Möglichkeit ist, dass du tatsächlich ein Heiler, eine Heilerin bist. Und wie du vielleicht feststellst, hast du dich an einen Punkt gebracht, an dem du versuchst, gut genug, spirituell genug, würdig genug zu werden – und womöglich auch noch gesund genug. Und das Streben danach, all das zu werden, hält dich immerfort auf Distanz, immerfort in der Zukunft.

Heilungen werden weder durch dein Glaubenssystem noch durch dein physisches Wesen vermittelt, sondern durch *deine Essenz, die immer vollkommen ist!* »Immer« bedeutet »immer«. Und »immer« bedeutet: jetzt! Oder anders ausgedrückt: Du musst aufhören, das zu werden, was du bereits bist, aufhören, in einer imaginären Zukunft Ausschau zu halten nach dem, was bereits in der Gegenwart existiert ...: *du!*

Die *Reconnective Healing*-Erfahrung erfordert nicht, das zu ändern, was oder wer du bereits bist. Das tut nur die Illusion der Selbstbeurteilung. Um zu interagieren, musst du weder die Frequenz deiner Energie erhöhen noch etwas tun, um Ergebnisse zu erzielen. Die Optimierung, die durch die Erfahrung zustande kommt, geschieht ohne jegliche Vorarbeit. Ja, es ist sogar so: Je weniger Vorbereitung, desto besser. Je weniger vorwegnehmende Erwartung und je weniger Anhaftung, desto mehr Freiheit für diese Intelligenz, dorthin zu gehen, wohin sie, wie sie weiß, gehen soll, und das zu tun, was sie, wie sie weiß, am besten tun kann.

Wir sind alle schon genug, so wie wir sind. Und wenn du in diesem Buch bis hierher gelesen hast, dann bist du gemeint. Punkt, aus.

Was haben Heilen und Spielen miteinander zu tun?

Für Neulinge und sogar für erfahrene Energieheiler kann das Wort »Spiel« im Zusammenhang mit Heilung eine gewisse Herausforderung darstellen.

Wenn wir jemanden heilen oder uns selbst heilen und dabei an »Spiel« denken, scheint der Heilungsprozess unter Umständen an Bedeutung zu verlieren. Als neue Schüler gehen wir die Heilungssitzung vielleicht mit dem Wunsch nach Kontrolle und Präzision an, um eindeutige Veränderungen zu bewirken. Wir wollen das Gefühl haben, etwas zu tun, tun, tun … und es richtig zu tun.

Wenn wir kurzsichtig darauf fokussiert sind, auch einen Teil von uns selbst zu heilen, schwingt der Kontrollzähler noch höher.

Der Moment des sprichwörtlichen Trommelwirbels wird dann erlebt, wenn unser Gewahrsein von *ES* sich erweitert und wir unmittelbar und auf unerklärliche Weise in ein zeitloses Zusammenspiel mit dem Unbekannten, dem noch nicht Bekannten, dem Unerkennbaren, dem Ungesehenen, dem Unsichtbaren und schließlich dem neuen Bekannten des bloßen Seins eingeführt werden! Und der Trommelwirbel geht zusammen mit allem anderen in Stille über.

Wenn du allerdings der Beobachter ohne Anhaftung bleiben kannst, wenn du in diesem kindlichen Zustand des Empfangens bleiben kannst, wird das Einlassen auf den Heilungsprozess auf dieser Ebene zum Spiel.

Die Kunst des Spiels im *Reconnective Healing* zu erleben, ist so unvergesslich wie das erste Schwimmerlebnis im Salzwasser des Meeres, ohne Arme oder Beine zu benutzen, oder der erste Untergang der Sonne, die hinter dem Horizont versinkt, oder die Ekstase des erstes Kusses. Wir sind gefordert, kosmische Neugierde mit dem unstillbaren Durst des Verstandes nach Antworten auf das Wie und Warum von allem ins Gleichgewicht zu bringen. Die Fragen nach dem Wie und Warum mögen wichtig sein, um die gesellschaftliche Evolution voranzutreiben, aber sie gestatten es dem Verstand auch, die Illusion des Getrenntseins zu erzeugen. Fällt diese Illusion weg, dann fällt auch die Distanz weg. Und wenn die Distanz wegfällt, ist alles, was bleibt, das Einssein.

Nehmen wir uns einen Moment Zeit, um einige Punkte dieses Kapitels noch einmal durchzugehen, bevor wir mit der Übung beginnen. An wie viele dieser Punkte erinnerst du dich noch?

In diesem Kapitel haben wir uns mit dem Öffnen von Türen beschäftigt, die uns Zugang zu dem verschaffen, was zuvor unbemerkt oder unzugänglich war, mit unserer Rolle als Katalysator und Inspiration und mit dem Unterschied zwischen dieser Rolle und einem Kanal. Wie wir erfahren haben, stellt

Reconnective Healing die Wiedervereinigung aller Kommunikationsprotokolle im Bereich des Heilens dar, und das Empfangen eines »Wisperns« führt zu einer intelligenteren und kohärenteren Resonanz mit einer höheren Ordnung für das Ausbilden unserer Zellen, Gewebe, DNA, unseres Energiefeldes und unserer äußeren Realität. Das bringt Ordnung, Struktur, Ausrichtung und Harmonie in unser Leben.

Wir sprachen darüber, Gewissheit im scheinbaren Chaos zu erleben, ja diese Gewissheit zu *sein*, über Kohärenz als unseren natürlichen Zustand, über das Vermitteln von Heilung so natürlich wie das Ein- und Ausatmen, über das Gewahrwerden des Gewahrseins, über den Ausgangspunkt als Endpunkt wie auch Endlospunkt.

Wir haben uns klargemacht, dass weder unser Glaubenssystem noch unser physisches Wesen Heilung vermittelt, sondern *unsere Essenz, die immer vollkommen ist!*

Eine weitere Erkenntnis im Hinblick auf Heilung war: Je weniger Planung im Gehirn und je weniger Intention zur Vorbereitung, desto besser.

Und wir entdeckten, einfach ausdrückt, dass es für alle Beteiligten ein wahres Geschenk ist, als Beobachter ohne Anhaftung in einem kindlichen Zustand der Erwartung und des Empfangens zu bleiben.

Kommen wir nun zum ersten Teil einer zweiteiligen Übung mit dem Titel »Ich sehe dich mit meinen Augen«*. [* Im Englischen lautet der Titel der Übung »*Eye See You*« – ein Wortspiel, das auf der Gleichlautung von »*eye*« (dt. Auge) und »*I*« (ich) beruht. (Anm.dt.Red.)]

Übung 5:
Ich sehe dich mit meinen Augen (Teil 1)

Du bist jetzt bereit, zu einer anderen Art von Übung überzugehen, einer Übung, die speziell die Augen einbezieht. Obwohl es beim *Reconnective Healing* nicht darum geht, bestimmte Reaktionen hervorzurufen, gibt es definitiv ein gewisses Maß an Reaktivität, das sich manchmal auf eine bestimmte Art und Weise zeigt und manchmal auf eine andere Art. Das Unerwartete trägt dazu bei, unsere Faszination und Neugierde aufrechtzuhalten, und unsere Faszination hilft uns, in der Gegenwart zu bleiben.

Bei dieser Übung kannst du den ersten Teil alleine durchführen. Aber Vorsicht, mach die Übung nicht im Beisein anderer Menschen; sie könnten dich sonst für verrückt halten!

Zu Beginn hältst du eine Hand offen, die Handfläche zeigt zu dir, und die Finger sind so weit gespreizt, wie es für dich noch angenehm ist. Halte die Finger offen und starre auf deine Handfläche. Starre sie einfach an. Starre sie an und lass zu, dass alle möglichen Empfindungen in der Handfläche emporsteigen. Achte auf deine Finger, darauf, ob und wann sie sich zu bewegen beginnen. Normalerweise fängt ein Finger an, dann kommen weitere hinzu. Beobachte einfach, nimm wahr und sieh, was bei dir passiert.

Dann mach das Gleiche mit der anderen Hand. Die Hände reagieren jeweils auf ihre ganz eigene Art und Weise.

Vielleicht haben sich deine Finger ganz subtil bewegt, vielleicht hast du aber auch größere, offensichtlichere und nachweisliche Bewegungen gesehen. Aber wir wollen das auf die nächste Ebene bringen, denn dies könnte möglicherweise eine der faszinierendsten Übungen auf dem Gebiet des *Reconnective Healing* werden, die du bisher erlebt hast. Wir möchten an dieser Stelle noch einmal empfehlen, »*The Reconnection: Heile andere, heile dich selbst*« zu lesen, um das Beste aus diesen Übungen und Erfahrungen herauszuholen. Aber auch ohne diese Vorbereitung werden die Übungen höchstwahrscheinlich überraschend gut für dich sein.

So, und jetzt kommt der große Sprung. Wir wissen, dass du bereit bist. Allerdings brauchst du für diesen Teil der Übung eine Person, die mit dir arbeitet. Wir vermuten, dass dir der Gedanke, jemanden zu finden, an dem du diese Übung durchführen kannst, ein Stöhnen entlockt. Aber du kannst uns wirklich glauben: Wenn du diese Übung einmal gemacht hast, wirst du höchstwahrscheinlich so überrascht, inspiriert und begeistert sein von dem, was du dabei beobachtest, und auch von dem, was du von der anderen Person zu hören bekommst, dass du dich ganz schnell nach der nächsten Person umsehen wirst, mit der du diese Übung ebenfalls machen kannst. Also, Kopf hoch, los geht's!

Führe die Übung mit einer Freundin, einem Familienmitglied, dem Freund eines Freundes, deiner Partnerin, deinem Expartner oder einem völlig Fremden durch. Es spielt keine Rolle, ob die Person daran glaubt oder nicht. Die wichtigste Voraussetzung ist, dass sie atmet und sich bereitwillig und bequem auf einer Massageliege auf den Rücken legt oder ans Fußende oder die Seite eines Bettes, eines Sofas ... oder sich einfach auf einen Stuhl setzt. Bitte diese Person dann, die Augen zu schließen und loszulassen.

Während dein »Freiwilliger« also mit geschlossenen Augen und entspannt daliegt oder sitzt, kannst du mutig deine Hände hinter deinen Rücken legen. Ja, du hast richtig gelesen: Wir werden ohne unsere Hände arbeiten. Wir werden mit unseren Augen arbeiten!

Nun wählst du ein Auge der anderen Person aus und starrst es etwa sechs Sekunden lang an. Richte dann deinen Blick auf das andere Auge und starre es etwa genauso lange an. Geh zum ersten Auge zurück und wiederhole den Vorgang. Dann schaust du wieder das andere Auge an. Du kannst dabei entweder einfach den Blick hin und her schweifen lassen oder wie in der Übung in Kapitel 4 Weeble-artig hin und her schwenken. Beides führt zu interessanten Registern* und etwas unterschiedlichen Erfahrungen. [* Zur Erinnerung: Als »registers« – wörtlich ins Deutsche übernommen: »Register« – werden die körperlich sichtbaren/bemerkbaren Reaktionen auf die Erfahrung der *Reconnective Healing*-

Frequenzen bezeichnet, zum Beispiel Augenbewegungen, Zucken der Finger oder Füße, Atemveränderungen, Schlucken usw.; siehe auch Übung 4. (Anm. dt. Red.)] Spiele damit herum und experimentiere, um herauszufinden, was dir am interessantesten erscheint. Du kannst auch zu verschiedenen Zeiten und mit verschiedenen Personen auf unterschiedliche Weise arbeiten.

Nun steigerst du allmählich das Tempo, wenn du vom rechten Auge zum linken Auge und wieder zurück wechselst. Lass den Blick zum Beispiel etwa zwei Sekunden lang fokussiert auf jedem Auge ruhen, dann jeweils eine Sekunde, und wechsle dann noch schneller von Auge zu Auge. Beobachte, wie sich dies auf die Geschwindigkeit der Augen-Register (unwillkürliche Bewegungen) sowie auf die Intensität auswirkt. Halte dann inne und pausiere.

Als Nächstes beuge oder lehne dich bitte leicht und in stiller Konzentration so weit nach vorne, bis sich deine Augen direkt über den Lippen deines Übungspartners befinden. Bleib so stehen, und zwar mindestens etwa einen halben Meter von der Person entfernt (es soll keine körperliche Nähe aufgebaut werden!). Fixiere deinen Blick so, dass du direkt auf die Stelle starrst, an der sich Ober- und Unterlippe treffen, und stell dir vielleicht sogar vor, dass du die beiden Vorderzähne der Person sehen kannst. Starre weiter, schau hin. Beobachte. Bezeuge. Experimentiere damit, absolut still zu stehen und in der Stille sanft den Blick hin und her zu schwenken. Achte auf Muskelbewegungen. Ein Auseinanderziehen der Lippen. Dann vielleicht eine etwas aktivere Bewegung der Lippen. Möglicherweise siehst du, wie die Muskeln um den Mund oder das Kinn herum leicht reagieren. Beobachte, was dann folgt. Dies ist ein Türöffner-Moment. Lass zu, dass sich die Tür auf ihre eigene Weise und zu ihrer eigenen Zeit öffnet.

Du wirst bei verschiedenen Menschen unterschiedliche Reaktionen sehen, die meisten davon faszinierend und beeindruckend. Bleibe neugierig.

Bitte kläre für dich die folgenden Fragen mit Gedanken, möglichen Antworten, Erläuterungen, Ideen usw., so gut du kannst:

1. Was habe ich in diesem Kapitel gelernt?

2. Was habe ich bei dieser Übung entdeckt?

3. Welche Ideen sind neu für mich?

4. Welche Ideen sind anders, als ich dachte?

5. Welche Ideen ziehe ich jetzt in Erwägung?

6. Welche Ideen fühlen sich für mich am natürlichsten an?

7. Mit welchen Ideen oder Konzepten habe ich die größten Schwierigkeiten bzw. welche sind für mich am schwersten zu akzeptieren?

8. Mit welchen Ideen oder Konzepten habe ich die größten Schwierigkeiten bzw. welche finde ich am schwersten zu verstehen?

9. Welche meiner früheren Überzeugungen und Vorstellungen sind für mich am schwersten loszulassen und aufzugeben?

10. Welche Ideen und Konzepte empfinde ich als besonders befreiend und ermächtigend?

11. Was konnte ich durch meine Bereitschaft, nichts zu wissen, bereits entdecken? Was bin ich dadurch schon geworden?

12. Was könnte ich durch meine derzeitige Bereitschaft, nichts zu wissen, in Zukunft entdecken? Was könnte ich dadurch werden?

Falls du keine Antwort auf manche der obigen Fragen findest oder dir einfach die Worte fehlen, hilft dir vielleicht das nachstehende, von uns entwickelte Modell beim Ausfüllen der Lücken:

Ich bin mir nicht sicher, ob ich das weiß, aber wenn ich es wüsste, könnte die Antwort lauten:

....

Mir fehlen die Worte, um es zu erklären, aber wenn ich die Worte hätte, würden sie vielleicht so lauten:

....

Mir fehlen die Worte, um es zu beschreiben, aber wenn ich die Worte hätte, wären es vielleicht diese:

....

Weiterführende Übungen
und tiefergehende Lerninhalte findest du
in der kostenfreien **4-teiligen Videoserie**
»Entdecke dein unendliches heilendes Selbst«.

Erfahre, wie du dein unendliches heilendes Selbst
aktivieren kannst, und lerne,
wie du über Heilung zu echter Selbsttransformation
und Wohlbefinden gelangst.

Weitere Informationen findest du
unter www.DrEricundJillian.de

6.

DAS GESCHENK DER DISTANZ

»Wenn es keine Trennung mehr
zwischen ›diesem‹ und ›jenem‹ gibt,
nennt man das den Ruhepunkt des Tao.
Am stillen Punkt im Zentrum des Kreises
kann man das Unendliche in allen Dingen sehen.«

Zhuangzi

Unabhängig vom Kontext hat das Wort »Distanz« oft einen negativen Beigeschmack. Wenn wir bei Räumen oder Orten an Distanz bzw. Entfernung denken, ist es beispielsweise der Raum zwischen zwei Dingen, ein Zustand des Getrenntseins, eine große Ausdehnung oder die Zeit, die man braucht, um von einem Punkt zum nächsten zu gelangen; man denke nur an die klassische Frage des unweigerlich gelangweilten Kindes auf einer langen Autofahrt: »Sind wir bald da?«

Denken wir über Distanz hinsichtlich einer Beziehung zwischen zwei Menschen nach, kann das ein Anzeichen für ein physisches oder emotionales Getrenntsein oder ein Hinweis darauf sein, dass sich die eine Person von der anderen entfernt. So betrachtet kann Distanz Angst und Verunsicherung erzeugen.

Wie in *Reconnective Healing* jedoch deutlich wird, wird physische Distanz zum Verschwinden von Distanz, physisches Getrenntsein zum Verschwinden von Trennung. Anders ausgedrückt kollabiert die Distanz in Einssein bzw. Einheit. Das Anderssein löst sich auf. Unabhängig davon, welche dieser Beschreibungen für dich am treffendsten ist, ermöglichen sie alle eine größere Liebe.

Diese *Präsenz,* die durch das Verschwinden der Distanz gewonnen wird, ist ein kraftvolles und zentrales Merkmal der *Reconnective Healing*-Erfahrung, eine grundlegende Wahrheit, eine absolute und dauerhafte Eigenschaft. Die Erfahrung von *Reconnective Healing* deckt die *Illusion* der Distanz auf; sie deckt die *Illusion* auf, dass Distanz existiert, dass Distanz *ist;* sie deckt auf, dass sie eine Illusion ist, die auf der Illusion von Raum und Zeit basiert und durch Angst verstärkt wird, besonders durch unsere Angst vor Trennung.

Reconnective Healing ist insofern eine Anomalie, als seine Wirkung mit zunehmender Distanz stärker wird. Anomalien sind im Allgemeinen zumindest für eine gewisse Zeit, manchmal sogar bis in alle Ewigkeit, unerklärlich – bis sie erklärbar werden. Das heißt, bis die Wissenschaft weit genug aufgeholt hat, um die Beobachtung beschreiben oder messen zu können.

Wir können dir zwar nicht genau sagen, woher die *Reconnective Healing*-Frequenzen kommen (gerüchteweise angeblich aus einer sehr kleinen Stadt in New Jersey in der Nähe der George Washington Bridge), aber wir wissen, dass sie vor den Dimensionen Höhe, Breite, Tiefe und Zeit existieren – den Dimensionen, die wir mit unseren Sinnen erfahren.

Unzählige Forscher und Quantenphysiker haben *Reconnective Healing* erforscht, die Mechanik der Interaktionen stellt sie aber immer noch vor Rätsel, was sie und uns veranlasst hat, die folgenden Fragen zu stellen:

- Wo sonst im Universum verhält sich »Energie« auf diese Weise?
- Was sonst im Universum nimmt nicht mit Raum und Zeit ab, sondern wird dadurch verstärkt?
- Was gibt es sonst noch im Universum, das sich ausdehnt, anstatt sich zusammenzuziehen, einfach dadurch, dass du dich dafür öffnest, es zu empfangen?

Liebe. Liebe ist die Antwort. Sie kennt keine Grenzen. Außer der Liebe und im Rahmen der Gesetze des physikalischen Universums kennen wir keine anderen Energien, die sich so verhalten oder solche Eigenschaften besitzen.

Hier haben wir eine der vielen Möglichkeiten, wie die Frequenzen von *Reconnective Healing* die mathematischen Energie-Gleichungen der Physik auf den Kopf zu stellen und umzukehren scheinen. Für die Physiker, die unsere Programme besuchen, ist das gleichermaßen faszinierend und unverständlich.

Liebevolle Nichtanhaftung versus Angst vor der Nichtanhaftung

Distanz macht uns noch ein weiteres Geschenk: ein neues Paradigma, das wir als »liebevolle Nichtanhaftung« (engl. *»loving detachment«*) bezeichnen.

Wenn wir *Reconnective Healing* basierend auf dem Verständnis vermitteln, dass wir alle eins sind, sind wir von dem Versuch befreit, mit dem Empfänger eins zu *werden.* Auf diese Weise löst sich das Anderssein einfach auf und erlaubt uns, zu *bezeugen,* dass wir in Präsenz und als unsere Präsenz Liebe sind. Überall. Zugleich. In dieser Zone der liebevollen Nichtanhaftung gewinnen wir neue Stärke und Authentizität. In unserer dreifachen Verbundenheit mit den *Reconnective Healing*-Frequenzen gibt es kein Getrenntsein. *ESGIBTKEINGETRENNTSEIN.*

Stell dir vor, du besuchst eine Party mit der Liebe deines Lebens. Ihr befindet euch vielleicht auf verschiedenen Seiten des Raums, aber du weißt immer, dass ihr beide als Einheit anwesend seid. Du kannst deinen Partner (bzw. deine Partnerin) sehen, auch wenn du nicht in seine Richtung schaust, kannst ihn spüren, obwohl du einen halben Raum entfernt bist. Du kannst seine Gedanken »hören« und weißt, dass er deine Gedanken hören kann. Ob wir uns nun dessen bewusst sind oder nicht – wir sind *ein* Bewusstsein. Immer. Und in jeder Hinsicht.

Wie Albert Einstein sagte: »Unser Getrenntsein voneinander ist eine optische Täuschung des Bewusstseins.«

Wie wir das Konzept der Distanz von *Reconnective Healing* erleben, könnte etwas mit seinen anomalen Eigenschaften zu tun haben. Die liebevolle Nichtanhaftung verändert die Art und Weise, wie wir alles und jeden betrachten. Es gibt weder ein Risiko, etwas zu verlieren, noch ein Risiko, die

Liebe von *ES* zu verlieren. In diesem magischen, befreiten Zustand erleben wir die Verbundenheit der unendlichen Liebe. Keine Liebe, die sich in den Verstrickungen der emotionalen Liebe verfängt. Stattdessen eine Liebe, die sich ohne Worte ausdrückt. Ein Einssein, in dem alle ihre eingebildeten Begrenzungen transzendieren können – in der Erkenntnis, dass Begrenzungen nur die Illusionen einer begrenzten Vorstellung sind.

Mit diesem neuen Wissen sind wir in der Lage, *Distance Reconnective Healing*, also *Reconnective Healing* aus der Ferne, zu praktizieren. Mit dem integrierten neuen Wissen könnte man vermuten, dass dies die stärkste Form des *Reconnective Healing* ist, weil mehr Kilometer zwischen Person A und Person B liegen. Die Teilnehmer unserer Live-Trainingsprogramme haben jedoch die befreiende Wirkung erlebt, wie die Distanzheilung die Erfahrung für beide Beteiligten im selben Raum erhöht und intensiviert. Das bedeutet nicht, dass Fernheilung – Heilungssitzungen, bei denen sich Behandler und Klient nicht im selben Raum, in derselben Stadt und nicht einmal im selben Teil der Welt befinden – stärker oder kraftvoller ist. Jillian und ich lieben es, *Reconnective Healing*-Fernsitzungen zu ermöglichen. Sie sind von gleicher Stärke. Und je mehr wir die Anhaftung an den Versuch, eine Sitzung stärker oder anderweitig vorteilhafter zu machen, loslassen, desto mehr erfahren und empfangen wir. Sie sind unterschiedlich, so wie jede Sitzung anders ist. Und gleichzeitig sind sie ziemlich gleich. Aber wir sollten diese »Befreiung« nicht mit »besser« gleichsetzen. Mit oder ohne das wahrgenommene Element der Distanz ist alles berührend und nichts ist berührend, und wir erleben dies als die liebevolle Nichtanhaftung des Einsseins.

Der Schlüssel zu unserer Anhaftung an Distanz – oder dem Fehlen einer solchen – liegt in unserem inneren, mitfühlenden Instinkt; wir wollen selbst Hand anlegen, wenn wir jemandem eine Heilung vermitteln. Anscheinend versetzt körperliche Nähe das Ego eher in den Modus des Handelns und Sendens als in den des Zulassens und Empfangens.

In vielen Heilungsmodalitäten wird den Heilern beigebracht, den Körper einer Person zu berühren oder ihre Hände nahe am Körper zu halten oder sich nicht weiter als bis zu einer bestimmten Entfernung, zum Beispiel ein paar Zentimeter, wegzubewegen. Ein Heiler aus dem Bereich der Massage oder Physiotherapie sagt vielleicht: »Warum soll ich den Körper nicht berühren? So habe ich doch keine physische Verbindung zu der Person.« Es findet hier oft eine Verwechslung statt; die Leute meinen, wenn sie keine körperliche Verbindung haben, hätten sie gar keine Verbindung.

Viele Menschen realisieren nicht, dass die unbewusste Botschaft hinter dieser Sichtweise Angst ist, und zwar weil die Anweisung, jemanden zu berühren oder in seiner Nähe zu bleiben, impliziert, dass sich die Energie andernfalls zerstreuen, ihre Kraft verlieren oder möglicherweise nicht einmal beim Klienten ankommen könnte. Durch diese Botschaft kann der Heilungsprozess mit Angst und Misstrauen aufgeladen werden, was potenziell die Illusion dessen manifestiert, wovor der Vermittler und/oder der Empfänger am meisten Angst haben. Infolgedessen beginnt der Praktizierende, sich mehr auf die Technik und das Senden zu konzentrieren als auf das, was für alle am stärksten ist: *Empfangen, Beobachten* und *Präsenz durch Distanz* – ob nun Zentimeter, Meter oder Kilometer – sowie *liebevolle Nichtanhaftung.*

In liebevoller Nichtanhaftung schaffen wir den Raum, in dem sich diese Frequenzen am effektivsten durch uns bewegen können.

In den ersten Jahren, nachdem Eric *Reconnective Healing* entdeckt hatte, kam eine Klientin zu ihm. Sie öffnete immer wieder die Augen, um zu sehen, was vor sich ging. Praktisch gleich nach Beginn der Sitzung sagte sie zu Eric, dass er seine

Hände zu weit von ihr entfernt halte und sie näher zu ihr her bewegen solle. Eric erklärte ihr die Dynamik der Situation, aber sie wollte es nicht hören. Nach der Sitzung teilte sie ihm mit, dass sie nichts gefühlt habe. Im Gehen wiederholte sie beleidigt: »Es ist nichts passiert, weil Sie Ihre Hände zu weit von mir weggehalten haben!« Wie sie ihm später freundlicherweise wissen ließ, erlebte sie eine Heilung; sie sei einfach zu sehr darauf konzentriert gewesen, was sie nach ihrer Meinung während der Sitzung fühlen sollte, um es zu bemerken.

Man sollte das, was jemand bemerkt, nicht damit verwechseln, was wirklich passiert. Das ist nämlich nicht immer ein und dasselbe. In der *»Mundaka Upanishad«* heißt es: »In der Nichtanhaftung liegt die Weisheit der Ungewissheit, in der Weisheit der Ungewissheit liegt die Freiheit von unserer Vergangenheit, vom Bekannten, vom Gefängnis der vergangenen Konditionierung.«

Im Bewusstsein der liebevollen Nichtanhaftung verändert sich etwas, und zwar sowohl im Heiler als auch im Empfänger. Eine Wertschätzung dafür, die Heilung an sich zu sein und nicht nur der Heiler und der Geheilte zu sein, das Bezeugen an sich zu sein und nicht nur der Zeuge und das Bezeugte zu sein, die Beobachtung an sich zu sein und nicht nur der Beobachter und das Beobachtete zu sein. Du bist präsent, und du bist die Präsenz. Das ist ein ähnliches Phänomen wie der von Astronauten im Weltraum beobachtete Overview-Effekt, besonders beim Betrachten der Erde vom Orbit oder der Mondoberfläche aus, wo eine erweiterte Realität dessen gesehen wird, wer wir sind und wo wir sind, eine Manifestation eines erweiterten Gewahrseins der Verbundenheit und des Einsseins.

Soweit wir das beurteilen können – und das ist an und für sich schon eine Aussage –, sind wir die am weitesten entwickelte Spezies auf einem winzigen blauen Planeten, der durch die Leere treibt. Unser Planet befindet sich in der sogenannten Goldlöckchen-Zone oder in dem, was wir liebevoll als »Goldlöckchens ›optimale Haferbrei-Zone‹« bezeichnen (nicht zu heiß, nicht zu kalt ..., genau richtig!), besser bekannt als die zirkumstellare habitable Zone oder einfach die bewohnbare Zone oder Lebenszone.

Wenn wir die Erde aus diesem Blickwinkel betrachten – so wie *Reconnective Healing* die Distanz verschwinden lässt und das Anderssein auflöst –, verschwinden Grenzen, Ideologien und alle anderen Unterschiede auf unserem Planeten. Betrachten wir die Gesamtheit unserer Existenz von dieser Perspektive aus, finden wir heraus, dass sich Konflikte auflösen, und wir realisieren auf der Stelle, dass sich *alles* und somit *jeder* tatsächlich berührt und dass sich zugleich *nichts* und somit *niemand* berührt. Heilung durch einen Besuch in der Goldlöckchen-Zone! In dieser Weite sind Distanz und Getrenntsein in der Tat nicht real, und wir existieren in der Einheit und als Einheit.

Wenn wir uns gestatten, in dieser höheren Erkenntnis zu leben, fühlen wir uns nicht mehr an die Erde gebunden. Diese erweiterte Perspektive verändert unauslöschlich unsere Beziehung zu allem um uns herum und wirkt sich auch auf unser Verständnis der Naturgesetze aus, denen wir unterworfen sind, auch der Gesetze der Schwerkraft. Die immensen Veränderungen, die wir erfahren, sind innerlich, äußerlich und ewig.

Wenn du *ES* in einer *Reconnective Healing*-Erfahrung empfängst, geschieht Folgendes: Du trittst in ein Gewahrsein der unendlichen Existenz ein und lässt zu, dass du der Katalysator wirst und Raum für *ES* schaffst, um der größere gemeinsame Teil dessen zu sein, wer und was du bereits bist. Die Intelligenz von *Energie, Licht & Information* verändert dein tiefstes Verständnis der Gesetze, an die du dich unbewusst hältst. *ES* wird zum größeren Teil von dir und allen, mit denen du deine Existenz teilst. *ES* wird zu deiner neuen

Realität auf der Schwingungsebene. Und damit gestattest du dem Unendlichen, sich als *du* zu erfahren. Du trittst in diese sehr klare Erfahrung ein, eine liebevoll »enthaftete«, losgelöste Alldimensionalität, und du realisierst den tatsächlichen Wert der inneren Essenz deines Wesens. Je mehr das illusorische Konzept der Entfernung verschwindet, desto mehr dehnst du dich aus.

Wenn du diese stille Ausdehnung zulässt, hast du dich von deinem begrenzten menschlichen, bewussten und gebildeten Verstand entfernt, weil du nicht mehr versuchst, etwas zu beabsichtigen oder zu lenken. Und in diesem Prozess hat dein Ego den Raum verlassen.

Die Erfahrung und die Heilung haben womöglich nichts mit deinem kognitiven Bewusstsein zu tun. Du musst nicht bewusst wissen, was geschieht. Du bist einfach da, um zu empfangen, teilzuhaben, zu inspirieren, zu bezeugen, zu beobachten, zu erfahren und als das grenzenlose Potenzial der Heilung zu dienen.

Hier ein kurzer Überblick über einige Punkte in diesem Kapitel; dann fangen wir mit der Übung an.

In diesem Kapitel ging es um das Kollabieren der Distanz ins Einssein, das Verschwinden der Getrenntheit, die Auflösung des Andersseins sowie einige der vermeintlich negativen Aspekte, die das Wort »Distanz« impliziert.

Wir haben *Reconnective Healing* als eine Anomalie untersucht, da unter anderem die Rezeption mit der Entfernung stärker wird und sich nicht mit der Zeit auflöst. Wir sprachen darüber, dass die Heilung die mathematischen Gleichungen der Quantenphysik auf den Kopf stellt, Entfernung zum Verschwinden von Entfernung wird und Getrenntsein zum Verschwinden von Getrenntsein.

Wir sind auf die risikofreie Zone der liebevollen Nichtanhaftung eingegangen, darauf, dass alles berührt und nichts berührt, dass jeder berührt und niemand berührt und dass wir frei sind von dem Versuch, mit irgendjemandem oder irgendetwas eins zu werden.

Wir haben das Getrenntsein als eine optische Täuschung des Bewusstseins betrachtet, wie sie von Albert Einstein beschrieben wurde.

Wir haben die liebevolle Nichtanhaftung und die Verbundenheit durch unendliche Liebe erforscht.

Wir haben uns angeschaut, welche Geschenke Fernheilungs- und persönliche Heilungssitzungen mit sich bringen, und haben die Auslöser von »Tun« und »Senden« im Gegensatz zu »Zulassen« und »Empfangen« erforscht.

Wir haben erlebt, wie die Angst vor der Distanz zum Geschenk des ehrfürchtigen Staunens über die Distanz wird. Und wir haben uns auch mit den Erkenntnissen aus der »Goldlöckchen-Zone« der Heilung beschäftigt.

Vor allem aber haben wir gelernt, dass Heilung nicht *wie* Liebe ist. Heilung *ist* Liebe.

Übung 6:
Ich sehe dich mit meinen Augen (Teil 2)

Wir wiederholen jetzt die Übung »Ich sehe dich mit meinen Augen« aus Kapitel 5, aber mit einer anderen Wendung am Ende.

Zunächst wollen wir noch einmal den ersten Teil durchgehen. Denke daran: Auch wenn es beim *Reconnective Healing* nicht darum geht, bestimmte Reaktionen hervorzurufen, gibt es definitiv ein gewisses Maß an Reaktivität, das sich manchmal auf eine bestimmte Art und Weise zeigt und manchmal auf eine andere Art. Das Unerwartete trägt dazu bei, unsere Faszination und Neugierde aufrechtzuhalten, und unsere Faszination hilft uns, in der Gegenwart zu bleiben.

Du kannst den ersten Teil der Übung für dich allein durchführen. (Falls du sie im Beisein anderer Menschen machst und dich die Leute anstarren, solltest du allerding besser keine komischen Grimassen schneiden, denn das könnte ihren Verdacht bestätigen.)

Zu Beginn hältst du wieder eine Hand offen, die Handfläche zeigt zu dir, und die Finger sind so weit gespreizt, wie es für dich noch angenehm ist. Manchmal führt das simple Ausstrecken des kleinen Fingers zu einem angemessenen Ziehen in der Handfläche, das dir hilft, die Empfindung der *Reconnective Healing*-Frequenzen besser wahrzunehmen. Halte die Finger offen und starre auf deine Handfläche. Starre sie einfach an. Starre sie an und lass zu, dass alle möglichen Empfindungen in der Handfläche auftauchen. Achte auf die Finger, darauf, ob und wann sie sich zu bewegen beginnen. Normalerweise fängt ein Finger an, dann kommen weitere hinzu. Beobachte einfach, nimm wahr und sieh, was sich dir zeigt.

Dann mach das Gleiche mit der anderen Hand. Die Hände reagieren jeweils auf ihre ganz eigene Art und Weise, wie du wahrscheinlich schon beim ersten Mal bemerkt hast.

Vielleicht hast du subtile Bewegungen deiner Finger gesehen, vielleicht aber auch wieder größere, deutlichere Bewegungen.

Für den nächsten Teil der Übung musst du dir wieder jemanden suchen, der mit dir arbeitet. Es spielt keine Rolle, ob diese Person an die Sache glaubt oder nicht. (Manchmal macht es sogar mehr Spaß, wenn sie es nicht tut.) Bitte sie, sich bequem auf dem Rücken auf eine Massageliege oder ans Fußende bzw. an die Seite eines Bettes oder auf ein Sofa zu legen (oder sich auf einen Stuhl zu setzen). Dann bitte die Person, die Augen zu schließen und sich zu entspannen.

Während dein freiwilliger Übungspartner also daliegt oder sitzt, die Augen geschlossen hat und entspannt ist, legst du deine Hände hinter deinen Rücken.

Nun suchst du dir ein Auge dieser Person aus und starrst es etwa sechs Sekunden lang an. Richte dann deinen Blick auf das andere

Auge und starre es etwa genauso lange an. Kehre zum ersten Auge zurück und wiederhole den Vorgang. Dann schaust du erneut das andere Auge an. Du kannst entweder einfach den Blick hin und her schweifen lassen oder wie in der Übung in Kapitel 4 Weeble-artig hin- und herschwenken. Beides führt zu interessanten Registern und etwas unterschiedlichen Erfahrungen sowohl für dich als auch für deine »Versuchsperson«. Spiele damit herum und experimentiere. Manche Dinge funktionieren zu verschiedenen Zeiten und mit verschiedenen Menschen unterschiedlich.

Nun steigerst du allmählich das Tempo, wenn du vom rechten Auge zum linken Auge und wieder zurück wechselst. Lass den Blick zum Beispiel etwa zwei Sekunden lang fokussiert auf jedem Auge ruhen, dann jeweils eine Sekunde, und wechsle dann noch schneller von Auge zu Auge. Beobachte, wie sich dies auf die Geschwindigkeit der Augen-Register (unwillkürliche Bewegungen) sowie auf das Muster und die Intensität der Bewegungen auswirkt. Halte nach einer Weile inne und pausiere.

Als Nächstes beugst oder lehnst du dich bitte in stiller Konzentration so weit leicht nach vorne, bis sich deine Augen direkt über den Lippen deines Übungspartners befinden. Bleib so stehen, und zwar mindestens etwa einen halben Meter von der Person entfernt. Halte einen professionellen Abstand ein und lass der Person viel Raum. Fixiere deinen Blick so, dass du direkt auf die Stelle starrst, an der sich Ober- und Unterlippe treffen, und stell dir vielleicht sogar vor, dass du die beiden Vorderzähne der Person sehen kannst. Starre weiter.

Vielleicht erlebst du eine Überraschung. Schau hin. Beobachte. Bezeuge. Experimentiere damit, absolut still zu stehen und in der Stille den Blick sanft hin- und herzuschwenken. Achte auf Muskelbewegungen. Ein Auseinanderziehen der Lippen. Dann vielleicht eine etwas aktivere Bewegung der Lippen. Möglicherweise siehst du, wie die Muskeln um den Mund oder das Kinn herum leicht reagieren. Beobachte, was dann folgt. Lass zu, dass sich dieser Moment, in dem sich die Tür öffnet, auf seine eigene Weise und zu seiner eigenen Zeit ausweitet, während du unterschiedliche Reaktionen beobachtest.

Wir führen die Übung ein zweites Mal durch, weil sie zu Teil 2 überleitet: deinem »Spaziergang« in der realen Welt mit den Frequenzen von *Reconnective Healing* bzw. dem Hereinholen der realen Welt in deinen Spaziergang durch erhöhtes Gewahrsein. In der Stille wirst du dich also auf eine kleine (geistige) Entdeckungsreise begeben, einen Mini-Rundgang, eine Art stillen Rückzug für die nächsten 5 bis 60 Minuten oder welche Zeitspanne auch immer sich für dich am besten anfühlt. Wir empfehlen dir unbedingt, deinen Partner auf diesen stillen Spaziergang mitzunehmen.

Dein Spaziergang kann dich führen, wohin du willst. Du kannst deine Straße oder dein Viertel erkunden, in deinen Garten oder an einen anderen schönen Ort gehen, bemerken, wie die Düfte der Blumen in deiner Nase zu funkeln scheinen und eine neue Dimension annehmen; du kannst eine sich dir neu offenbarende Majestät der Bäume erkennen oder deinen eigenen Garten neu entdecken, dessen bisher unbemerkte Facetten und Aspekte so klar und lebendig werden wie ein morgendlicher Sonnenaufgang, der wie der Kopf eines Neugeborenen hinter einem Berggipfel oder einem Meereshorizont aufsteigt. Oder wie wär's mit einem Spaziergang durch einen Park oder ein schön angelegtes Gelände, bei dem du die Freude und Ausdruckskraft in dich aufnimmst, die du in den Gesichtern anderer Menschen und im Leben der großen und kleinen Kreaturen und Bewohner dieser Erde siehst?

Gehe in der Stille. Lass die Geräusche der Außenwelt einfach zu einem Teil des Bilderteppichs werden, in dem du existierst. Lass jegliche Geräusche herein- und hinausfließen.

Beobachte die Farben. Wie erscheinen sie dir? Sind sie die gleichen wie vorher? Sind sie heller, schärfer, klarer, leuchtender? Siehst du womöglich Farbschattierungen, die du vorher nicht wahrgenommen hast?

Was ist mit dem Himmel? Ist das Blau das gleiche Blau, haben die Wolken die gleiche Dichte und Lebendigkeit? Die Farbe des

Grases, der Geruch der Luft, die Düfte, die sich vermischen und dir in die Nase steigen. Spüre die Luft.

Beobachte die Menschen und Lebensformen, mit denen du diesen Lebensraum teilst. Nimm wahr, wie du dich in ihrer Nähe fühlst und wie sie sich in deiner Nähe zu fühlen scheinen.

Lausche auf deine inneren Beobachtungen. Beobachte dich in der Stille. Gehe mit Gewahrsein. Nimm wahr, was sich verändert hat – oder hast vielleicht *du selbst* dich verändert?

Sobald du wieder an deinem Ausgangspunkt angelangt bist oder einen schönen Platz zum Hinsetzen gefunden hast, kannst du mit deinem Übungspartner über deine Beobachtungen sprechen.

Bitte kläre für dich die folgenden Fragen mit Gedanken, möglichen Antworten, Erläuterungen, Ideen usw., so gut du kannst:

1. Was habe ich in diesem Kapitel gelernt?

2. Was habe ich bei dieser Übung entdeckt?

3. Welche Ideen sind neu für mich?

4. Welche Ideen sind anders, als ich dachte?

5. Welche Ideen ziehe ich jetzt in Erwägung?

6. Welche Ideen fühlen sich für mich am natürlichsten an?

7. Mit welchen Ideen oder Konzepten habe ich die größten Schwierigkeiten bzw. welche sind für mich am schwersten zu akzeptieren?

8. Mit welchen Ideen oder Konzepten habe ich die größten Schwierigkeiten bzw. welche finde ich am schwersten zu verstehen?

9. Welche meiner früheren Überzeugungen und Vorstellungen sind für mich am schwersten loszulassen und aufzugeben?

10. Welche Ideen und Konzepte empfinde ich als besonders befreiend und ermächtigend?

11. Was konnte ich durch meine Bereitschaft, nichts zu wissen, bereits entdecken? Was bin ich dadurch schon geworden?

12. Was könnte ich durch meine derzeitige Bereitschaft, nichts zu wissen, in Zukunft entdecken? Was könnte ich dadurch werden?

Falls du keine Antwort auf manche der obigen Fragen findest oder dir einfach die Worte fehlen, hilft dir vielleicht das nachstehende, von uns entwickelte Modell beim Ausfüllen der Lücken:

Ich bin mir nicht sicher, ob ich das weiß, aber wenn ich es wüsste, könnte die Antwort lauten:

....

Mir fehlen die Worte, um es zu erklären, aber wenn ich die Worte hätte, würden sie vielleicht so lauten:

....

Mir fehlen die Worte, um es zu beschreiben, aber wenn ich die Worte hätte, wären es vielleicht diese:

....

7.

ICH BIN …
DER HEILER

»Du bist wesentlicher Bestandteil eines sehr umfassenden Prozesses. Er wird nicht nur in deinem Leben Resonanz erzeugen, sondern auch ganz klar in die Leben derer, die du berührst, hinein schwingen.«

Solomon
in »Solomon spricht über ein Leben in Verbundenheit«

Indem wir erkennen, dass ich der Heiler bin, du der Heiler/die Heilerin bist, Gott der Heiler ist, können wir auch erkennen, dass auch er, sie, es, wir und sie Heiler sind. Letztendlich wird klar, dass ich, du, er, sie, es, wir und sie eins sind mit Gott, der Liebe und der unendlichen Intelligenz des Universums. In der Essenz ist unsere Essenz und jegliche Essenz Gott, Liebe und die unendliche Intelligenz des Universums.

In diesem Kapitel betonen wir nicht das Ich des getrennten Selbst, sondern das *Ich* des *ICH BIN*. Das Ich des getrennten Selbst ist die Lokalisierung der Persönlichkeit und des Ego, während das *Ich* von *ICH BIN* der Beginn der Erleuchtung unserer unendlichen Existenz ist und damit unserer Beziehung zu Gott und unserer Wesenhaftigkeit als Gott, Liebe, das Universum, die Quelle, der Schöpfer – welchen Namen auch immer du willst, denn nur der Mensch kümmert sich um einen Namen.

Rupert Spira erinnert uns daran: »Die Suche nach Gott ist die Verleugnung dessen, was wir sind. Und das ist Blasphemie.«

Ein Heiler zu sein, ist schon an sich eine Belohnung, und die Möglichkeiten dazu stehen jedem offen. Es ist eine Belohnung, die optimal empfangen und erfahren wird, wenn wir nicht mehr danach streben, uns selbst oder die Heilung um etwas zu ergänzen. Denn nur dann können wir wirklich der Heiler sein, und das kann nur erreicht werden, wenn wir nicht länger danach trachten, das Ergebnis der Heilung zu kontrollieren, zu lenken, zu bestimmen oder die Lorbeeren dafür zu ernten, und auch nicht versuchen, dem Universum zu sagen, wohin es gehen, was es tun und wie es das tun soll.

Als Heiler existiert man in der Erkenntnis des Hierseins, der ständigen Präsenz und des Seins, und das ist an sich schon etwas Vorzügliches und eine Belohnung. Vielleicht wollte dies die Wesenheit, die wir »Solomon« nennen, erläutern, als sie sagte: »Du sollst sehen, dass du ein Meister bist. Du sollst wissen, dass du ein Meister bist.« Denn du bist das Leben und die Existenz an sich.

Das Geschenk des Heilers

Ich bin Präsenz, ich bin Wunder, ich bin Unschuld.
Ich bin bereit, nicht zu wissen
und doch zugleich wissend zu sein.
Ich bin bereit, die Form der Heilung nicht zu kennen
und doch gleichzeitig von innen heraus zu wissen,
dass sie in perfekter Form ist.
Ich bin Gewissheit im Chaos
und das Chaos in meiner Gewissheit.
Ich bin Integrität, ich bin Weisheit –
ich bringe beides nicht immer vollständig zum Ausdruck,
aber ich bin immer ein perfekter Ausdruck von beidem.
Ich bin Impuls. Ich bin Inspiration.
Ich bin Essenz.
Ich bin Bewusstsein, doch nicht Selbst-Bewusstsein.
Ich bin bewusst, und ich bin Gewahrsein.
Ich manifestiere mich als Materie, und ich bin wichtig.
Ich bin Schwingung, und ich bin Resonanz in meiner Stille.
Ich bin ein Photon. Ich bin ein Proton.
Ich bin in, ich bin von, und ICH BIN.
Ich bin meine eigene Heilung
und somit meine eigene Offenbarung,
und ich bin gleichzeitig
die Heilung und Offenbarung der Menschheit
und des Universums.
Ich bin du. Du bist ich. Wir sind. ICH BIN.

Eric Pearl & Jillian Fleer

Die Rolle des Vermittlers der Heilung erfordert Bewusstsein und erweitertes Gewahrsein sowie weitere wichtige Eigenschaften. Die Persönlichkeit und die Qualitäten, die du in die Gleichung einbringst, unter anderem nicht wertendes Mitgefühl, tragen zur Gesamtheit deiner Präsenz bei.

Wenn *Reconnective Healing*-Praktizierende ins Zeitlose schreiten, entsteht eine Gleichung, die jenseits unserer derzeitigen Sprachen, der Mathematik und der metrischen Systeme existiert. Schauen wir uns das genauer an: Als Heiler und Heilerinnen empfangen wir die Gnade und Freiheit, die in der Unendlichkeit von *ES* schwingen. Auf diese Weise befreien wir uns von der illusorischen Belastung, uns für das Ergebnis der Heilung verantwortlich fühlen zu müssen, und gleichzeitig von dem Teil unseres Ego, der die Lorbeeren dafür einheimsen will.

Kurz gesagt ist es so: Wir müssen uns nicht mehr den Kopf darüber zerbrechen, wie wir ein bestimmtes Ergebnis oder eine bestimmte Reaktion erzielen können, und müssen uns auch nicht mehr mit falschen Schuldgefühlen belasten, wenn wir das Ergebnis, das wir erzwingen wollten, nicht sehen oder erkennen. Wir lassen uns einfach in die Stille fallen, sowohl als Katalysator als auch als Zeuge. Und weil wir die Vorstellung losgelassen haben, dass der Heiler oder die Heilerin getrennt ist, übernehmen wir die liebevolle Rolle, Beobachtung zu sein, Teilnahme zu sein und – in einem umfassenderen Bild – Zeugenschaft zu sein. In dieser dreifachen Rolle können wir nur für uns selbst Verantwortung als das Gefäß übernehmen, durch das *ES* Licht und Erfahrung in die Welt bringt.

Wir sind das Instrument von *ES*

Das Instrument von *ES* zu sein, ist die wahre Berufung der Heiler. Wir werden zu einem Instrument durch das ultimative Geschenk des Empfangens, das uns einfach durch unsere Geburt zuteilwurde.

Du bist das Lied und die Sinfonie. *Aber hörst du deine eigene Musik?* Im Idealfall streben wir als Heiler danach, unsere persönliche Heilung, Selbsterkenntnis und Weiterentwicklung zu erforschen, um zu der Freiheit zu werden, die unserem Selbst – dem, wer und was wir sind – innewohnt. Doch immer wieder verschlägt es uns auf Wege, die uns so viel beharrliche Anstrengung abverlangen, dass unsere Freiheit zu leben unerreichbar scheint.

Wir vergessen dabei, dass wir die Freiheit sind; wenn wir also unsere Freiheit finden, finden wir uns selbst. Du bist das ultimative Instrument für die *Reconnective Healing*-Frequenzen. Lerne, wie du richtig gestimmt bist, komponiere und spiele deine Melodie.

Lass uns das noch einmal bekräftigen:

Ein Heiler bzw. eine Heilerin zu sein, ist an und für sich schon Belohnung, Erfolg und Makellosigkeit in Vollendung.

Was also könnte dich davon abhalten, zu sehen, zu wissen und zu sein?

Die *Reconnective Healing*-Erfahrung ist so einfach und natürlich, dass wir uns oft *aus* der Realität des *ES heraus*reden, aus dem, was wir in einem anderen erlebt haben, oder sogar aus dem, was wir selbst erfahren haben. Wir verweigern uns oft die Weitsicht, die Wahrheit von *ES* tatsächlich zu sehen.

Heute sind wir alle über das Beobachten der sichtbaren, körperlichen Heilungen hinausgewachsen. Es gibt so viel mehr, das für uns von Wert ist. Einerseits können wir das nicht erreichen, solange wir uns nur auf das Beobachten des Physischen beschränken. Doch um weiterzukommen, müssen wir das, was wir bezeugen und miterleben, vollständig annehmen und anerkennen. Zu glauben, wir hätten alles gesehen oder alles gelernt, können wir nicht zulassen. Selbst diesen Gedanken nur zu erwägen, wird zum unwiderlegbaren Beweis dafür, dass wir eben nicht alles gesehen und gelernt haben, und durch ein solches Abstumpfen behindern wir unseren Fortschritt im Leben.

Eines der größten Geschenke, die wir uns selbst machen können, ist die Bereitschaft, die Reinheit der Unschuld zu bezeugen. Je mehr sich die Wissenschaft und das Geheimnis der Dinge offenbaren, desto mehr entwickeln wir uns weiter. Heutzutage lassen wir uns jedoch von der Komplexität so sehr verführen, dass viele Menschen nicht in den Genuss der unverwechselbaren Vorteile kommen, die nur durch Einfachheit entstehen.

Die dominante linke Gehirnhälfte ist im Wesentlichen an dem interessiert, was gemessen werden kann. Was wir nicht quantifizieren können, ordnen wir lieber etwas anderem, ja irgendetwas Beliebigem zu; damit fühlen wir uns auch sicherer. Vielleicht ist das der Grund dafür, dass das, was nicht gemessen werden kann, von manchen als »magisch« und daher als »verdächtig« empfunden wird. Wie Eckhart Tolle sagt: »Manchmal bedeutet Hingabe, den Versuch aufzugeben, etwas zu verstehen, und sich mit dem Nichtwissen anzufreunden.«

Was bedeutet »aufgeben« oder »(sich) hingeben«?*

[* Die Überschrift lautet hier: »*What Is Surrender?*« Das englische »*surrender*« ist mehrdeutig; es kann »aufgeben, kapitulieren« (etwa im Kampf), aber auch »(sich) hingeben« im Sinne eines demütigen, womöglich vertrauenden Aktes (gegenüber Gott/einer höheren Macht) bedeuten. (Anm. dt. Red.)]

Normalerweise denken wir, dass Aufgeben das Letzte ist, was wir wollen, etwas, das alles andere als wünschenswert oder optimal ist. Fügt man noch eine Prise Ego hinzu, sehen wir es plötzlich als einen Verlust, mit dem Beigeschmack von Demütigung durch andere Menschen. In der Analogie eines Krieges oder auch von Wettbewerb im Allgemeinen sehen wir Aufgeben als Niederlage oder Versagen an. Und seien wir ehrlich, die meisten Menschen sind davon nicht gerade begeistert.

Doch manchmal *möchten* wir vielleicht sogar aufgeben. War das Grundthema in Erics erstem Buch »*The Reconnection: Heile andere, heile dich selbst*« das Aufgeben? Erics Aufgeben? Ist es eben dies, was so inspirierend war und bis heute die Herzen von Millionen berührt? War es die Erkenntnis, dass ich wie du bin und du wie ich? Ist es die ultimative Erwünschtheit und Belohnung des Aufgebens, wogegen unser Ego Widerstand leistet – obwohl uns das doch so viel Belohnung und Freude schenkt, sobald wir uns einmal darauf einlassen? Ist es der Schlüssel zur Freiheit, die wir durch Kampf zu erlangen glaubten? Bringt uns dieses Aufgeben bzw. diese Hingabe die Belohnungen, von denen wir bisher dachten, wir würden sie durch Macht und Prestige gewinnen?

Wir sind hier als Moleküle, Seelen, die für Aufgeben bzw. für Hingabe stehen. Nicht die Hingabe, die durch egogetriebenes Verlangen verschleiert wird, sondern die Hingabe, die nur durch *Gnade* kommen kann. Und dann benutzt uns diese Intelligenz wie eine ansteckende Mücke für das Gute, um *Reconnective Healing*-Erfahrung weiterzugeben und zu verbreiten durch die Einladung der *Gnade* – eine Einladung, die wir bei Weitem nicht so regelmäßig und konsequent angenommen haben, wie wir es rückblickend vielleicht gerne getan oder wertgeschätzt hätten und es uns gutgetan hätte.

Hingabe kann eine Herausforderung sein. Eine, die wir hoffentlich mehr und mehr annehmen werden.

Die elegante Einfachheit des technikfreien Heilers

Es gibt eine einfache Eleganz, wenn man Heiler oder Heilerin ist. Es geht nicht um die Kleidung, die man trägt, oder um die Art, wie man die Hände bewegt. Es geht nicht darum, den kleinen Finger auszustrecken, als wollte man eine Tasse Tee trinken, und auch nicht darum, die Anmut einer Gazelle widerzuspiegeln oder herumzulaufen, als hätte man Wolken an den Füßen statt Schuhe. Es geht um dein *inneres* Wesen, die Harmonie deiner Präsenz in deiner Präsenz. Es geht darum, zu lernen, du selbst zu sein, dich selbst zu spielen als das unendliche Erfahrungsinstrument, das du bist.

Für den Heiler liegt die Eleganz in der Leichtigkeit und Einfachheit der Techniklosigkeit. Betrachtet man einen Menschen, der Präsenz ausstrahlt, vielleicht einen Orchesterdirigenten auf dem Höhepunkt eines Crescendos, eine Tänzerin in der Luft oder einen Athleten in Höchstform, dann ist in dieser Leichtigkeit keinerlei Technik mehr zu erkennen. Welche Technik diese Menschen auch immer früher einmal erforscht, erwogen oder angewandt haben mögen, sie haben zugelassen, dass sie sich auflöst und sich in Sein verwandelt. Jegliches Versuchen verflüchtigt sich und lässt die ihnen innewohnende Schönheit und Authentizität durchscheinen.

Die dem Heiler innewohnende Wahrheit verkörpert dieses Konzept, auch das Verständnis, dass keine speziellen Heiler-Gewänder oder Ausstattungen erforderlich sind. Der Fokus auf das Äußere ist verschwunden. Die Eleganz der Einfachheit wird nicht äußerlich getragen, sondern ist ein müheloses Veredeln, das aus dem Inneren, unserer Essenz, kommt und weder eingedämmt noch versteckt, weder bedroht noch getäuscht werden kann. Sie ist unaussprechlich und unbeschreiblich.

Was außer Angst hält uns von der eleganten Verkörperung des Heilers getrennt? Die Angst, dass wir nicht gut genug sind. Die Angst vor unserer eigenen Würdigkeit. Die Angst, dass wir vielleicht nicht einmal würdig sind, würdig zu sein. Würdig, zu heilen. Würdig, geheilt zu werden. Auch die Angst davor, wie wir von anderen wahrgenommen werden könnten, hält uns davon ab – der damit verbundene Wunsch, uns so darzustellen, wie wir glauben, dass wir es sollten, und vielleicht auch, wie jemand anderes denkt, dass wir es sollten.

So viele von uns leben in einer Angstblase. Wir fragen uns, ob wir es verdient haben, wir sind zögerlich, unbeholfen und unsicher, wenn es darum geht, eine aufkeimende, vage empfundene Fähigkeit zu nutzen. Wir haben Angst, dass wir entlarvt werden könnten, dass andere unsere eigenen, tiefsitzenden Unsicherheiten entdecken könnten.

Sobald wir unsere Angst überwunden haben, als Hochstapler entlarvt zu werden, werden wir wahrscheinlich die Wahrheit entdecken: dass unsere Ängste unbegründet und illusorisch waren. Zu lieben heißt, verletzlich zu sein; und Verletzlichkeit anderen zu zeigen, ist keine Schwäche, sondern die ultimative Stärke. Verletzlichkeit, der natürliche Zustand der Liebe, ermöglicht es, unsere Seele der Seele eines anderen Menschen zu offenbaren und unsere Illusionen einer transzendenten Wahrheit hinzugeben. Brené Brown beschreibt es so: »Verletzlichkeit ist im Grunde Unsicherheit, Risiko und emotionale Entblößung.«

Die aus der Liebe geborene Verletzlichkeit ermöglicht es uns, die Ebene unserer wahren Natur als Licht und Bewusstsein anzunehmen. Es gibt kein Getrenntsein, nur Einssein, eine endlose Quelle der Liebe – die höchste, kohärenteste, reinste Frequenz. Das ist genau der Zustand, auf den sich Salomo bezog, als er sagte: »*Erkenne,* dass du ein Meister bist. *Wisse,* dass du ein Meister bist.«

Inneres Wissen, Vision, Weitsicht werden uns nur dann zuteil, wenn wir uns der enormen Angst und der Offenbarung stellen, dass wir nicht der Kanal sind, sondern vielmehr das Instrument, das Gefäß, der Katalysator; damit werden wir konfrontiert, wenn wir die Trennung oder Unterscheidung zwischen Heiler und Heilung überwinden müssen. Dies ist die Angst, die sich in der vielleicht größten Frage, die wir uns als Heiler stellen, bemerkbar macht: Was ist, wenn die Heilung nicht funktioniert?

Jeder Heiler hat den Wunsch, den Schmerz und das Leiden anderer zu lindern – ein sehr edel klingender Grund. Heute erkennen jedoch immer mehr Heiler, dass Schmerzen und Leiden nicht das eigentliche Problem sind, sondern lediglich Indikatoren für ein Problem, die signalisieren, dass etwas aus dem Gleichgewicht geraten ist. Mit anderen Worten: Es geht nicht darum, den Schmerz und das Leiden zu bekämpfen, so edelmütig und tugendhaft das auch klingen mag. *Es geht um die heilende Intelligenz, die das Gleichgewicht wiederherstellt.*

Auf logischer Ebene ist das leicht zu verstehen. Doch wenn eine emotionale Anhaftung an ein bestimmtes Heilergebnis ins Spiel kommt, wird dieses Konzept, dieses Verständnis leicht verschleiert. Manchmal scheint es aus dem Fenster zu fliegen, ein anderes Mal wird es aus dem Fenster geworfen wie das sprichwörtliche Kind, das mit dem Bade ausgeschüttet wird.

Denken wir an die Frage, die wir vorhin aufgeworfen haben: Was ist, wenn die Heilung nicht funktioniert?

Wir könnten das für die Frage halten, die diese Worte ausdrücken. Und diese Worte klingen eindeutig so, als würden sie genau diese Frage stellen. Buchstäblich ist das sicherlich die Frage, die gestellt wird, aber in Wirklichkeit ist sie es nicht.

Die eigentliche Frage, die gestellt wird, lautet: *Was ist, wenn ich nicht die Ergebnisse erziele, die ich in meiner begrenzten menschlichen Perspektive für richtig halte? Was, wenn ich nicht die Ergebnisse liefere, die sich die Person wünscht und die sie erwartet? Was, wenn ihre Symptome nicht auf magische Weise und sofort verschwinden? Was, wenn ihre Heilung nicht so aussieht, wie sie es sich wünscht? Oder wenn sie nicht so aussieht, wie ich denke, dass ich sie mir wünsche? Was ist, wenn die Intelligenz dieses Universums etwas anderes im Sinn hat? Etwas, dessen ich mir kognitiv nicht bewusst war, als ich damit beschäftigt war, mein zerebral ausgedachtes Ergebnis zu »beabsichtigen« ..., mein gefühlsmäßig vorgesehenes Ergebnis »aufzudrängen«? Und kann ich das in meinem vermeintlichen, selbsternannten Gefühl der Allwissenheit entkräften und aufheben? Zum Glück ist mir klar, dass ich das niemals wollen würde.*

Dies ist die Art von persönlichkeits-, ego- und angstbasiertem Denken, das unsere Aufmerksamkeit von dem größeren Bild der Heilung als Wiederherstellung oder Erreichung des Gleichgewichts ablenkt und unseren Fokus wieder auf die Linderung von Schmerzen, Leiden und anderen Symptomen lenkt. Wieder einmal meldet sich das Ego zu Wort, und die *heilende Aufmerksamkeit* wird durch *symptomorientierte Absicht* ersetzt.

Wenn wir dieses Konzept anerkennen, wird uns klar, dass wir es niemals so haben wollen. Die Beseitigung von

Symptomen ist nicht dasselbe wie die Wiederherstellung der Gesundheit. Die Wiederherstellung von Gleichgewicht und Gesundheit schließt jedoch in der Regel die Linderung von Symptomen ein.

Heute haben wir Zugang zu einer breiten Palette von elektronischen Geräten, Therapien, Interventionen, rezeptfreien und verschreibungspflichtigen Medikamenten, Telemedizin, einer Vielzahl von Therapien und alternativen Heilmethoden und Protokollen. Und obwohl wir diese gemeinhin als alternative Heilmethoden und alternative Heilverfahren bezeichnen, handelt es sich dabei – wie du wahrscheinlich bei genauerem Hinsehen erkennst – um symptomorientierte Ansätze, das heißt um Behandlungen und Therapien, die in den meisten Fällen die Ursache des Problems übersehen.

Wir ordnen das vielleicht nicht immer so ein, aber wenn wir ein homöopathisches Mittel »A« gegen ein lästiges Symptom sowie ein Heilkraut »B« gegen ein anderes einnehmen, ein elektronisches Gerät »C« gegen jene Schmerzen und ein Blütenmittel »D« gegen einen emotionalen Schmerz (wobei wir darüber hinwegsehen, dass der Name des Mittels oft eine seltsame Ähnlichkeit mit den Symptomen, gegen die man es einnimmt, aufweist), ein rezeptfreies Medikament »E« für Schlaf, »F« für die Nerven und »G« gegen Hautausschläge, wird bei objektiver Betrachtung deutlich, dass viele dieser Mittel eher auf die Symptome als auf die Ursache abzielen.

Reconnective Healing fokussiert sich *nicht* in erster Linie auf die vorhandenen Symptome. Obwohl die Ergebnisse einer *Reconnective Healing*-Behandlung in der Regel mit einer Linderung von Symptomen einhergehen, ist das nicht das vorrangige Ziel der *Reconnective Healing*-Erfahrung.

Die Linderung von Symptomen ist das, was wir gerne als »Übrigens« bezeichnen. Wir hören Dinge wie: »Seit meinen *Reconnective Healing*-Erfahrungen wache ich früher und mit mehr Energie auf, meine Karriere geht steil bergauf, ich habe die wahre Liebe gefunden, meine Kinder sprechen auf eine andere Art mit mir, die ich wirklich genieße, und, ach ja, die lästigen Kopfschmerzen, die ich drei Monate lang hatte, sind weg.« »Übrigens, das Hautproblem, das ich hatte und das in meiner Familie vorkommt, ist über Nacht verschwunden und nicht wiedergekommen.« »Übrigens, meine Hüfte fühlt sich so gut an, dass ich meinen Rollstuhl bzw. meine Gehhilfe nicht mehr brauche.«

Die Behandlung von Symptomen kann verlockend klingen und manchmal als Hilfe auf dem Weg zur Besserung angesehen werden. Doch bei *Reconnective Healing* geht es um viel mehr. Um etwas Relevanteres, letztlich Signifikanteres, weil es nicht nur zu einem größeren Maß an Ganzheitlichkeit, Integrität des Seins sowie Ausgeglichenheit auf allen Ebenen führt – die sich für uns als körperliche, emotionale, geistig-psychische und spirituelle Gesundheit und mehr zeigen –, sondern uns auch auf einen Weg führen kann, der uns im Leben weiter bringt. Dramatisch viel weiter bringt. Nicht nur eine Wiederherstellung, sondern – wie du entdecken wirst – eine Entwicklung, die weit über Worte hinausgeht!

Verwirrung entsteht, wenn wir die Linderung von Symptomen für das entscheidende Kriterium für eine erfolgreiche Heilung halten. Diese eingeschränkte Denkweise macht es weder dem Praktizierenden noch dem Empfänger leicht, frei von Anhaftungen zu bleiben. Wir verlieren dadurch jegliche Verbindung mit dem Empfangen, jegliches Verständnis dafür, *dass wir dazu bestimmt sind, Empfänger zu sein, dazu bestimmt, ganz zu sein;* stattdessen werden wir in die Zwänge der Ergebnisorientierung gedrängt.

In Wirklichkeit ist der Fokus auf die Heilung von Symptomen nur die Spitze des Eisbergs, und eben diese begrenzte Perspektive hält uns zurück. Sie verwehrt uns den *Zugang zu der Fülle des größeren Bildes, unseres* größeren Bildes. Und bei dieser Jagd übersehen wir oft die so wichtige Erkenntnis, *dass der Fokus auf die Symptome diese Symptome am meisten verstärkt.* Eine Zwickmühle, die durch die *Reconnective Healing*-Erfahrung umgangen wird.

Die Tür öffnen

Die Rolle des *Reconnective Healing*-Praktizierenden ist es, die Tür zu öffnen; die Rolle des Empfängers ist es, den Mut zu haben, durch diese Tür zu gehen. Für den Heiler ist es ein Zeichen von Verständnis und Integrität, wenn er die Tür geduldig offen hält, ohne sich Möglichkeiten auszudenken, wie er den Empfänger durch die Tür zerren, ziehen oder schieben kann, und wenn er ihm so die Möglichkeit gibt und die Verantwortung dafür überlässt, selbst zu seinem Instrument der Heilung zu werden und *in* und *als* reines Bewusstsein weiterzugehen. Der authentische Heiler weiß von Natur aus, dass er nicht dazu da ist, zu bestimmen, was der Empfänger erhält. Das ist einfach nicht die Rolle des Heilers.

Was aber ist, wenn der Empfänger sich entscheidet, nicht durch diese offene Tür zu gehen? Kann man dann davon ausgehen, dass die Heilung nicht funktioniert hat?

Zunächst einmal: Woher willst du wissen, ob sich der Empfänger entschieden hat, durch die Tür zu gehen, oder ob die Heilung funktioniert hat? Du kannst jede der beiden Annahmen nur treffen, wenn du sie auf das Ergebnis stützt, auf das du dich fokussierst, und das ist wohl kaum ein genauer Maßstab. Womit auch immer der Empfänger zurückkommt, was auch immer das für dich oder auch für den Empfänger zu diesem Zeitpunkt zu sein scheint, ist *die Heilung, die für ihn angemessen ist.*

Man kann eigentlich nie entscheiden, durch eine Tür zu gehen oder nicht, denn die Entscheidung, durch diese Tür zu gehen oder nicht, ist ein Durchschreiten einer Tür, aber eben vielleicht einer anderen Tür. Man durchschreitet jedoch immer eine Tür. Und es ist immer eine Entscheidung.

Aus dem, was wir im Lauf der Jahre erlebt haben, wissen wir: *Reconnective Healing* funktioniert *immer.* Manchmal wirkt es in der Form, wie du es dir wünschst, manchmal in einer Form, die du dir nicht einmal erträumt hast, und manchmal auf einer Ebene, die für dich womöglich kaum vorstellbar war. Manchmal scheint die Wirkung auf einmal aufzutauchen, manchmal im Lauf der Zeit, und in seltenen Fällen bemerkst du vielleicht wenig oder gar nichts. Und dann zeigt sich die Wirkung oftmals, wenn du es am wenigsten erwartest. Wie auch immer sie sich zeigt – *Reconnective Healing* wirkt immer.

Um die Entität Solomon zu zitieren [siehe »*Solomon spricht über ein Leben in Verbundenheit*«]: »Indem du das, was du siehst, bewusst nicht mehr bewertest und in deiner Seele der Unendlichkeit dieses Prozesses Einlass gewährst, beginnst du zu heilen – beginnst du, dich wieder mit dieser größeren Verbundenheit rückzuverbinden, mit dieser Unendlichkeit dessen, was wir sind. Und du beginnst, zu den Antworten zu kommen, die du auf dieser Ebene brauchst.«

Unabhängig davon, worauf du dich fokussierst oder welches Ergebnis du anfangs beobachten kannst: *Reconnective Healing* durchdringt alle Bereiche deines Lebens und beschleunigt als Lebenskraft deinen Fortschritt im Leben auf einzigartige Weise.

Ja, du *kannst* von dort aus hierher gelangen!

…

Hallo, hier ist Eric … Zweifellos spielten und spielen die Frequenzen von *Reconnective Healing* eine wichtige Rolle in meiner Entwicklung sowohl als Heiler als auch als Mensch.

Als Dr. Eric Pearl, der Chiropraktiker, ging es mir darum, »die Störungen zu beseitigen, aus dem Weg zu gehen und es der Kraft, die den Körper geschaffen hat, zu ermöglichen, den Körper zu heilen«. Dennoch ließ ich regelmäßig zu, dass dieses ursprüngliche Bewusstsein getrübt wurde, wenn ich damit beschäftigt war, das Leiden meiner Patienten zu lindern und ihre Symptome zu beseitigen. Ich musste mich immer wieder darauf besinnen, dass meine höchste Berufung darin bestand, es dem Empfänger zu erlauben zu heilen, und nicht zu versuchen, eine Heilung zu erzwingen.

Als ich die Rolle eines *Reconnective Healing*-Praktizierenden übernahm, wurde ich anfangs durch die Klarheit, die damit einherging, stark im Heilungsbewusstsein verankert, und das Heilungsbewusstsein verankerte sich stark in mir. Klienten, die zu mir kamen, berichteten mir verständlicherweise als Erstes von ihren Symptomen, und sobald sie losgelegt hatten, warteten sie mit einer ganzen Litanei von weiteren Symptomen auf, die sie ausführlich beschreiben und besprechen wollten. Einige reichten bis in die frühe Kindheit zurück, andere bis zu ihrer Geburt, und wieder andere führten sie auf frühere Leben zurück.

Seien wir ehrlich – wir sind in einer symptomorientierten Gesellschaft aufgewachsen. Und es ist nicht leicht, dieses Bewusstsein zu ändern. Schon gleich gar nicht schnell mal im Handumdrehen.

Und so musste ich meinen Klienten als Allererstes etwas beibringen und vermitteln. Ein Heiler ist, wie jeder andere Gesundheitsdienstleister auch, ein Lehrer. Mir wurde schnell klar, dass es uns allen umso besser gehen würde, je früher ich dies verstand. Ich erklärte meinen Klienten auch, dass ihre Symptome nicht ihre eigentlichen Probleme waren, sondern lediglich Indikatoren für ein allgemeines Ungleichgewicht – ein Ungleichgewicht, das sie daran hinderte, ein erfülltes und lohnendes Leben zu führen. Das Ungleichgewicht war eine Störung, ein Brand im Haus ihres Körpers, und die Symptome sozusagen der Feueralarm, der anzeigte, dass ihre sofortige Aufmerksamkeit gefragt war. Und ob ich oder sie nun genau wussten, woher das Ungleichgewicht kam oder nicht – die Intelligenz von *ES – Energie, Licht & Information* – wusste Bescheid. Die Frequenzen adressierten das Feuer, nicht den Feueralarm. Sobald dieses Feuer gelöscht worden war, hatte der Alarm seinen Zweck, nämlich ein Ungleichgewicht anzuzeigen, erfüllt und wurde normalerweise abgeschaltet. So einfach ist Heilung. Aber das zu wissen, ist nicht immer in jedermanns finanziellem Interesse.

Haben alle meine Klienten das verstanden? Nein (und sie befanden sich in guter Gesellschaft, denn viele Heiler scheinen dies ebenfalls nicht zu begreifen, scheinen es nicht begreifen zu wollen oder wollen aus diversen Gründen nicht wirklich, dass du das begreifst.)

Fixierten sich viele dieser Klienten auch weiterhin auf ihre Symptome? Ja.

Haben viel mehr Klienten dieses Verständnis dankbar angenommen und diesen progressiven, umfassenderen Ansatz begrüßt? *Auf jeden Fall!* Unsere Aufgabe als Heiler und Heilerinnen ist es, Informationen weiterzugeben, zu lehren und aufzuklären.

Doch wir können nicht die Verantwortung dafür übernehmen, wie viel von diesem Wissen und diesen Informationen an- und aufgenommen wird. Noch einmal: Wir sind hier, um eine Tür zu öffnen. Es liegt in der Verantwortung der anderen Person, sich zu entscheiden, durch diese Tür zu gehen oder nicht. Nur weil jemand sich entscheidet, nicht hindurchzugehen, schmälert das nicht die Verantwortung des Heilers, die Tür für diesen Menschen offen zu halten. Es schmälert auch nicht seine Freude daran, sie für die nächste Person weit offen zu halten. Und sie immer weit und vollständig offen zu halten.

Es gibt keine Möglichkeit, sie (all)zu weit offen zu halten. Nur das angstbasierte Ego nimmt sich das Recht heraus, zu versuchen, das zu kontrollieren, zu bestimmen, wie viel für eine andere Person richtig ist. Die Rolle des Vermittlers ist es, die Tür zu öffnen und als Zeuge dabei zu sein. Nicht mehr und nicht weniger. Wirklich.

Die Heiler von heute haben sich weiterentwickelt und entwickeln sich nach wie vor weiter. Bei einer *Reconnective Healing*-Sitzung entsteht ein gemeinsamer ruhiger Raum der Stille *zwischen* Klient und Heiler und auch *im* Klienten und Heiler, was zu einer mühelosen, vereinigten Erfahrung führt. Durch aktives Gewahrsein können Heiler auf *ES* zugreifen und *ES* empfangen, *ES* mit dem Empfänger teilen und so Heilung entzünden. In dieser neu entdeckten Freiheit entfaltet sich noch mehr Freiheit, und du kannst noch mehr entdecken – dich selbst entdecken, was den Weg frei macht, sich dessen gewahr zu sein, wie *Das-Was-Ist* erfüllt wird.

Erinnere dich einmal daran, wie du Autofahren gelernt hast. Du musstest dich darauf konzentrieren, deine Hände auf einer Position von zehn und zwei Uhr oder neun und drei Uhr auf dem Lenkrad zu halten, je nach Geschwindigkeit so und so viel Autolängen Abstand einzuhalten, dich vergewissern, dass du zwei Scheinwerfer in den Seitenspiegeln sehen konntest, bevor du die Fahrspur gewechselt hast, und so weiter. Doch irgendwann, nicht allzu lange danach, bist du einfach »ganz automatisch« gefahren, ja man könnte sogar meinen, fast unbewusst; doch in Wirklichkeit warst du *äußerst bewusst, und alles war im Fluss, ganz zentriert und völlig entspannt*. Du hattest keine Angst mehr, während der Fahrt einen anderen Radiosender einzustellen; manchmal konntest du sogar einen Blick auf deine Umgebung werfen, anstatt kurzsichtig nur auf deine Hände und die Straße zu achten. Du hast sogar mitbekommen, was auf der Reklametafel stand, ohne befürchten zu müssen, plötzlich als Geisterfahrer in die falsche Richtung zu fahren. Trotzdem: Bitte schreibe beim Fahren keine SMS oder anderweitige Nachricht! (Deine Mutter hat uns gebeten, dir das zu sagen. Sie möchte auch, dass du einen Pullover anziehst; ihr ist nämlich ein bisschen kalt.) Jedenfalls hast du gelernt, herumzuexperimentieren, zu spielen und herauszufinden, was für dich am besten funktioniert. Im Grunde hast du Autofahren in einem Zustand achtsamer Unachtsamkeit gelernt; das gehörte zu deiner Weiterentwicklung als am Steuer sitzender Mensch.

…

Du bist das Umfeld – du bist die Atmosphäre

So, jetzt geht es darum, dich als Heiler bzw. Heilerin weiterzuentwickeln.

Zum Vermitteln einer Heilung musst du nicht nach dem perfekten Umfeld suchen, denn *jedes* Umfeld ist perfekt. *Du* bist perfekt, *jeder* ist perfekt, *überall* ist es perfekt. Immer. Der Empfänger oder die Empfängerin muss sich nicht auf eine Behandlungsliege legen, auch wenn das vielleicht optimal wäre; für professionelle Heiler ist es als erste Option unbedingt empfehlenswert und ganz bestimmt sehr viel besser, als sich auf der Motorhaube eines 69er VW Käfers auszustrecken. Sanftes Licht und ein ruhiger Raum sind immer schön, aber es gibt keine Anforderungen hinsichtlich des äußeren Umfelds, keine bestimmten Umgebungsfaktoren, die eine

Heilung wirksam oder unwirksam machen bzw. sie bewirken oder verhindern können.

Doch du bist dir bestimmt dessen bewusst, dass sich das Leben im Moment abspielt, und manchmal bist du gezwungen, eine Heilung in eben diesem Moment zu ermöglichen, vielleicht in der Öffentlichkeit, wo du keine Kontrolle über den Raum, die Geräusche, die Beleuchtung oder die Anzahl der Menschen hast.

In einer solchen Situation solltest du dich, so gut es geht, von den Blicken, Anblicken und Geräuschen dieser besonders ablenkenden Umgebung abwenden und deine Aufmerksamkeit darauf richten, was du empfängst, fühlst und beobachtest. Richte sie ausschließlich auf die Person, mit der du arbeitest. Als Instrument für die Intelligenz kannst du auf diese Weise lernen, deine eigene Musik zu hören. Und gemeinsam werdet ihr eins: du, die Person, für die du eine *Reconnective Healing*-Erfahrung durchführst, und Gott, die Liebe, die Intelligenz des Universums. Eins. Und plötzlich verschwinden jegliche Ablenkungen, alle Andersartigkeit löst sich auf, und zwar sowohl für dich als auch für die Person, mit der du interagierst. Es wird einfach zu einem Teil des Hintergrundgewebes. Und zwar eines wunderschönen Hintergrundgewebes, das in einer ätherischen Stille existiert, die keine Stille ist.

Um dir ein Beispiel zu geben:

Eines Tages saß ich, Jillian, in einem Friseursalon und wartete darauf, mir die Haare schneiden zu lassen; da hörte ich ein kleines Mädchen schreien. Sie war nicht im Salon, ihre Schreie kamen von irgendwo draußen vom Parkplatz. Plötzlich ging die Eingangstür auf, und ein Trio kam hereingestürmt: Mutter, Großmutter und ein kleines Mädchen, vielleicht vier Jahre alt. Das Mädchen schrie und weinte unkontrolliert vor Schmerzen. Mutter und Großmutter versuchten verzweifelt, das Kind von seinen Qualen abzulenken. Irgendwie hatte es sich einen Finger an der Autotür eingeklemmt.

In diesem Moment ging es eindeutig darum, präsent zu sein – es war nicht der Zeitpunkt, den Terminkalender herauszuholen, sich einen Stift zu leihen und zu schauen, ob irgendwann vielleicht noch ein Termin für eine Heilsitzung frei war, à la »Also vielleicht, ähm, mal sehen ..., geht's bei dir am nächsten Donnerstag?«.

Wegen des Lärms von Haarföhnen, des starken Geruchs nach Haarfarbe, des Stimmengewirrs von Kunden und Mitarbeitern und der lauten Musik scheint ein geschäftiger Friseursalon nicht der ideale Ort für eine Heilung zu sein. Doch gleichzeitig war es *einfach perfekt.*

Ich blickte das Kind an und lächelte. Alle anderen Leute im Salon schienen zu verschwinden, ebenso wie die Geräusche. Kontakt. Das Mädchen schaute mich an. Ich winkte sie sanft mit dem Finger zu mir und formte voller Mitgefühl und Verständnis lautlos die Worte »Komm zu mir!«. Nur für einen kurzen Moment sah ich ihr an, wie sie, in Tränen aufgelöst und hysterisch, überlegte. Ich hegte keinerlei Zweifel mehr daran, dass sie herkommen würde. Staunend sahen ihre Mutter und Großmutter zu, wie sie quer durch den Raum zu mir ging. Sie war Gewissheit inmitten des Chaos.

Ich bat sie, ihre Hand auszustrecken, und hielt meine Hände zu beiden Seiten ihrer Hand. Ich begann zu fühlen, die Frequenzen zu finden und mit ihnen zu spielen. Ihre Finger fingen sofort an, sich von ganz alleine zu bewegen. In diesem Moment hörte sie auf zu weinen und starrte abwechseln auf ihre Finger und auf mich. Sie war gebannt von dem, was sie beobachtete. Ich lächelte noch einmal, deutete auf ihre sich bewegenden Finger und sagte: »Siehst du das?«

Von Ehrfurcht ergriffen und nachdenklich flüsterte das kleine Mädchen: »Ja.«

In diesem Austausch erlebten wir beide einen Moment der gegenseitigen Faszination und Entdeckung. Ich sage »beide«, weil jeder Mensch die Frequenzen auf eine ganz individuelle und für ihn angemessene Weise empfängt. Unter anderem auch deshalb ist jede *Reconnective Healing*-Erfahrung etwas Neues – eine neue Heilung, eine neue Erfahrung, ein neuer Moment.

In diesem Augenblick stand die Zeit still. Mutter und Großmutter verstummten, ebenso der Rest des Salons. Das Mädchen lächelte still vor sich hin, still wie eine Maus. Sie nahm alles gelassen hin. Dann ging sie zu ihrer Mutter zurück und machte mit ihrem Leben weiter, als wäre nichts Ungewöhnliches geschehen. Und ich? Ich wartete darauf, dass ich mit dem Haareschneiden drankam ..., und war sehr dankbar für diesen gemeinsamen Moment.

Wenn wir feststellen, dass wir beim Vermitteln einer *Reconnective Healing*-Erfahrung abgelenkt sind, ist das ein deutlicher Hinweis darauf, dass wir unserer Persönlichkeit oder unserem Ego erlaubt haben, die Oberhand zu gewinnen; dass wir unsere Aufmerksamkeit von der Person weg und auf uns selbst gelenkt haben; dass es dabei vor allem um uns selbst geht und wir uns selbst als die wichtigste Figur in der Heilungsgleichung positioniert haben. Oft geben wir dann dem Umfeld die Schuld, anstatt unsere eigene Verantwortung in diesem Moment zu akzeptieren. Die perfekte Umgebung und der perfekte Moment für eine Heilung sind immer *hier,* immer *jetzt* ... und immer *du!*

Manchmal fragen wir uns innerlich: *Wann hat diese Heilung begonnen? Welcher Mechanismus hat sie ermöglicht?* Und wenn wir in diesem Moment echte Innenschau halten, könnten wir uns sogar fragen: *Wessen Heilung war es eigentlich?*

Dass die Heilung in dem Moment begann, als ich mir der Situation bewusst wurde, klingt plausibel. Ich kann dir jedoch versichern, dass es schon lange vor dem Moment geschah, in dem ich meine Hände hob, um mit den Frequenzen zu spielen und eine *Reconnective Healing*-Erfahrung mit meiner neuen jungen Bekannten im Salon zu teilen. Denn ein wichtiger Teil des Heilungsprozesses wurde *durch unsere Augen* vermittelt. Unsere Augen wissen automatisch, wie sie Zugang zu *Energie, Licht & Information* haben. Meine Augen und die Augen des Mädchens trafen sich …, und die Frequenzen kannten und fanden automatisch ihren Weg nach Hause. Unsere Augen führten während unserer gesamten Interaktion einen wechselseitigen Tanz der Kommunikation auf. Aber auch wenn du mit jemandem arbeitest, der mit dem Gesicht nach unten liegt und die Augen geschlossen hat, findet der wechselseitige Tanz statt!

Scheinbar ging es um die Heilung des Mädchens. Es sah und erlebte etwas Neues, das es sein Leben lang begleiten wird. Wer einmal mit *Energie, Licht & Information* der *Reconnective Healing*-Erfahrung in Berührung gekommen ist, wird für immer verändert. Es war auch eine Heilung für ihre Mutter und ihre Großmutter, die beide die Heilung als eine neue Realität in ihrem Leben und im Leben ihrer Familie beobachteten und erlebten. Eigentlich war es eine Heilung für jede Person im Salon, die sich dafür entschied, dies mitzuerleben und zu bezeugen.

Letztendlich war es jedoch *meine* Heilung, denn ich ließ eine neue Lebenserfahrung zu, die mein Verständnis und meine Fähigkeiten als Heilerin sowie mein Herz und meine Essenz als Wesen der Liebe erweiterte. Wir bringen jede unserer Heilungen in unser Leben, in alles, was wir sind und tun, auch in jede Heilsitzung, die wir durchführen. Wir bringen jede Heilung in unsere nächste Sitzung ein. Jede Heilsitzung ermöglicht es dir, zu einer volleren, tieferen Version deiner selbst zu werden. Jede Heilung ist *unsere* Heilung.

Heilung und Liebe
sind ein und dasselbe

Der Heiler ist eine Kombination aus vielen Dingen.
Es sei lediglich gesagt, dass nichts davon
über dem Ganzen leicht wahrnehmbar ist.
Wie das Schlagen unseres Herzens geschieht es,
ohne dass wir es bewusst wahrnehmen müssen.
Und es erfordert weder einen bewussten Gedanken
noch eine Absicht.

»Der Heiler ist eine Kombination aus vielen Dingen. Es sei lediglich gesagt, dass nichts davon über dem Ganzen leicht wahrnehmbar ist.« Wenn du das verstehst, wirst du mehr und mehr zum Beobachter und zum Beobachteten, zum Seher und zum Gesehenen, zum Zeugen und zum Bezeugten, sodass du die Beobachtung *an sich* bist! Du bist das Sehen *an sich!* Du bist das Bezeugen *an sich!* Unsere ultimative Existenz ist Gewahrsein. Und wir sind hier, um zu lernen, immer mehr als Gewahrsein zu existieren.

Doch wie wir oft feststellen müssen, befinden wir uns im Subjekt/Objekt-Modus. Wenn wir dies bemerken, sollten wir das so wenig wie möglich verurteilen. Es wäre unauthentisch, zu sagen, wir sollten völlig urteilsfrei sein, denn allein Sehen und Beobachten zu erlernen, impliziert ein gewisses Maß an Urteil. Durch diese Subjekt/Objekt-Spaltung bleiben wir knapp unter unserem ultimativen Zustand, dem des Gewahrseins selbst. Lass zu, dass du in diese Subjekt/Objekt-Spaltung von Beobachter und Beobachtetem, Seher und Gesehenem, Zeuge und Bezeugtem hinein- und wieder heraustanzt und hinein in die Reinheit des Beobachtens, des Sehens und Bezeugens.

Heilung ist nicht wertend. Wir beurteilen Heilungen nicht als gut, schlecht, besser oder schlechter, je nachdem, ob das gewünschte Ergebnis erreicht wurde oder nicht. Es gibt unzählige mögliche Ergebnisse und Manifestationen einer jeden Heilung, und jede trägt ihre eigene Vollkommenheit in sich. Heilung kommt zustande, indem du dich in einen Zustand liebevoller Nichtanhaftung kommen lässt. Auch hier bist du weder der Liebende noch der Geliebte: Hier existierst du einfach, ganz natürlich, als *die Liebe an sich*. Damit löst du deine Anhaftung an die Person, die die Heilung empfängt, ebenso wie an das Ergebnis der Heilung.

Sobald wir das verstehen, befinden wir uns auf einem Weg, von dem es kein befriedigendes Zurück mehr gibt. Es kommt darauf an, zu lernen, andere zu lieben; es kommt darauf an, zu geben, zu teilen, zu kommunizieren und mit anderen in einer Weise zu interagieren, die es ihnen ermöglicht, diese Liebe zu erfahren. Letztlich lernen wir dabei, uns selbst zu lieben ..., uns selbst in anderen zu sehen, uns selbst in anderen zu empfangen, uns selbst in anderen zu lieben. Und zu erkennen, dass da im Grunde *keine anderen sind*. Wahre Liebe ist *Sein,* in dem wir eins sind und als alle existieren, auch wenn wir uns dessen nicht immer bewusst sind. Wir drücken uns auf viele Arten in diesem Sein aus, während wir weiter wachsen und uns in der »Sein-heit« von *Energie, Licht & Information* entwickeln.

Reconnective Healing und Liebe sind ein und dasselbe. Für beides gibt es keine Technik. Bei einer *Reconnective Healing*-Erfahrung wird eine Minute zu einer Stunde, eine Stunde zu einer Minute. Du verlierst dich in dem zeitlosen Wunder, dem Tanz von allem. Doch gleichzeitig warst du noch nie im Leben weniger verloren.

Wir alle entwickeln unsere Empfängnisfähigkeit weiter, denn wir sind dazu bestimmt, Empfänger zu sein. Die Menschheit ist darauf ausgelegt, zu empfangen. Und jetzt können wir alle diesen *Reconnective Healing*-Frequenzen erlauben, uns in eine Sphäre der Klarheit, Präsenz und Freiheit zu versetzen, eine Sphäre der Heilung und Liebe.

An diesem Punkt werden wir nicht nur zu einer Inspiration für uns selbst und für andere, sondern auch für *Energie, Licht & Information;* wir tauchen in die »Sprache« der *Reconnective Healing*-Erfahrung ein und erlernen sie, während unser kognitiv denkender Verstand beiseitetritt und offenbart, was er bisher verborgen hat: Jeder Einzelne von uns ist das ultimative Instrument für *Das-Was-Ist.*

Wie bereits erwähnt, sind wir hier, um zu lernen, wie wir uns selbst einstimmen, erschaffen, komponieren und spielen können, damit wir wirklich heilen können. Heilen bedeutet, zuhören zu lernen, den neuen Fluss des Empfangens zu erfahren, der uns durch *Energie, Licht & Information* zuteilwird, und in unserer wahren Würdigkeit zu leben, frei von den angsterfüllten kulturellen und gesellschaftlichen Zwängen, die wir unwissentlich und unbewusst akzeptieren.

In jedem von uns steckt ein Heiler. Das ist nicht einfach nur ein Beruf oder eine Praxis. Wenn wir uns darauf einlassen, dies in jedem Menschen zu sehen, wenn wir sogar unsere Klienten als Heiler erkennen, verändert sich unser Wesen und unsere Beziehung zu jedem Menschen und kann voll erblühen.

Jeder ist ein Heiler. Jeder profitiert von jeder Heilung. Jeder. Überall. Jedes Mal.

Selbstanerkennung ist die einzige Anerkennung, auf die es ankommt

*»Du bist schon da.
Jetzt kommt einfach
deine Wahrnehmung noch dazu.«*

Jillian Fleer

Frage dich selbst: Will ich wirklich in eine *neue* Welt der Heilung eintreten, indem ich *alten* Protokollen und Verfahren folge – Protokollen und Verfahren der Welt vor mir mit ihrem symptombasierten und diagnostischen Fokus, einer Grundlage, auf der ein auf Medikamente und operative Eingriffe ausgerichteter Behandlungsverlauf festgelegt wird? Sind die Protokolle, Richtlinien, Abkommen und Konventionen, die von behandlungsbasierten Ansätzen verwendet werden, wirklich die optimalen Protokolle, die ich heute zur Heilung einsetzen möchte? Oder, was wahrscheinlicher ist, habe ich diesen Ansatz automatisch und unbewusst verfolgt, weil ich in einer allopathisch orientierten Gesellschaft aufgewachsen bin; weil mir in Werbespots rund um die Uhr in Kaufhausaufzügen und Zahnarztpraxen, Bussen und Flughäfen, ja sogar auf Smartphones und Computern – zwischen den Nachrichten und eingeblendet auf Websites – eingeflößt wurde, ich solle bei einer verstopften Nase dieses Medikament einnehmen oder bei Rückenschmerzen jenes? Und doch habe ich irgendwie nicht daran gedacht, zu hinterfragen, wie man den Status quo überwinden kann, obwohl ich immer weiter in die Welt des Heilens vorgedrungen bin?

Wir haben die automatische Programmierung nicht erkannt. Obwohl wir den Namen dessen, was wir tun, ausgewechselt haben, während wir uns als Heiler bezeichnen und meinen, dies würde ausreichen, um unser Bewusstsein und das der Welt um uns herum über Heilung und Gesundheitsfürsorge zu ändern: Haben wir uns unwissentlich in einem »Spülen-Wiederholen«-Muster gefangen gefunden? Was, wenn wir in der Lage wären, symptom-/behandlungs-/therapiebasierte Ansätze jenen lizenzierten Gesundheitsexperten zu überlassen, für die das die Basis ihres jeweiligen Spezialgebiets ist, während wir einen Heilansatz verfolgen, der für *Heilung* besser geeignet ist?

Sowohl Allgemeinmediziner als auch Fachärzte und andere Spezialisten aus der allgemeinen und sogar der alternativen/komplementären/integrativen Gesundheitsfürsorge wurden in ihren jeweiligen Fachgebieten der Heilkunst ausgebildet und mit hart erarbeiteten Abschlüssen und/oder Titeln zertifiziert. Wir wollen keineswegs herunterspielen, wie taff es ist, diese strengen Ausbildungsprozesse zu ertragen, und wie wichtig, ja lebenswichtig und lohnend diese Berufe sein können. Und ganz bestimmt wissen es diese Fachleute zu schätzen, dass sie in einem Bereich tätig sind, in dem ihnen die Arbeit früherer Pioniere bereits den Weg geebnet hat.

Ein Heiler zu sein, kann allerdings etwas ganz anderes sein: Du musst deine eigene Anerkennung erringen, musst zu deiner eigenen Anerkennung *werden*. Eine *selbstreferenzielle* Anerkennung. Eine Anerkennung, die von *innen* kommt. Vom Inneren, das ewig ist. Und wie du erkennen wirst, ist das die einzige Anerkennung, die wirklich zählt. Nur weniges im Leben gibt mehr Erfüllung.

Von Zeit zu Zeit tauchen womöglich Menschen oder Organisationen auf, die versuchen, Körperschaften zu gründen und sich selbst als Autorität zu etablieren, die dich als Heiler lizenziert bzw. reguliert und dir die Anerkennung gewährt oder auch verweigert, wenn du ihren Regeln und/oder Methoden nicht folgst. Sie könnten sogar die rechtliche Befugnis dafür erlangen. In diesem Fall kann es sinnvoll oder notwendig werden, innerhalb des von ihnen vorgeschriebenen Rahmens zu arbeiten. Das musst du nach persönlichem Ermessen entscheiden. Diese Organisationen kommen und gehen. Ihre Autorität besteht nur äußerlich; sie ist oberflächlich, flüchtig, vorübergehend und existiert nur in ihren eigenen Augen, in den Augen derer, die vielleicht nicht in der Lage sind, darüber hinaus zu sehen, und in den Augen der Mächte, die sie in diese Position gebracht haben.

Letztlich können dich Gremien und Organisationen nicht qualifizieren, disqualifizieren, deine Qualifikation für gültig oder ungültig erklären oder dich gar als Heiler oder Heilerin auf höchster Ebene beglaubigen. Sie können höchstens anerkennen, dass du bereits ein Heiler oder eine Heilerin bist, oder eben nicht. Die einzige Anerkennung, die wirklich zählt, kommt aus dir selbst. Tief aus deinem Inneren. Aus dem Gewebe des inneren Wissens. Es gibt solche und solche Autoritäten. Und dann gibt es eine höhere Autorität. Sei dir des Unterschieds bewusst.

Um das Konzept *»Ich bin ... der Heiler/die Heilerin«* wirklich zu verkörpern, vor allem wenn das dein Beruf ist, musst du dich selbst so annehmen, wie du bist, musst dich sowohl dir selbst als auch anderen offenbaren, statt hinter einer Fassade zu stehen, die in die Vorstellungen anderer gehüllt ist, was angemessene Präsentation, Praxisabläufe, Ethik und Moral angeht. Wie Solomon sagt, *musst du deine Seele enthüllen.* Und niemand kann das für dich tun. Niemand kann dir vorschreiben oder sagen, wie du das tun sollst. Diese Entdeckung kann nur von dir selbst für dich gemacht werden. Sie zeigt sich nicht in der Stimme des Mangels oder des Anspruchs, auch nicht in der Ungerechtigkeit einer Vormachtstellung oder der Unterwerfung, sondern in der *»IST-heit«* des *ICH BIN.*

Hier ein kurzer Überblick über einige der Punkte, die wir in diesem Kapitel besprochen haben. Lies ihn sorgfältig durch und lass ihn auf dich wirken:

Wir haben gelernt, über das Ich hinaus in das *ICH BIN* einzutreten.

Wir haben entdeckt, dass es an sich schon eine einzigartige Belohnung ist, ein Heiler oder eine Heilerin zu sein. Wir haben herausgefunden, dass die Heiler-Rolle ein erhöhtes Bewusstsein und ein erweitertes Gewahrsein erfordert, und wir haben nicht wertendes Mitgefühl, Präsenz und Eintauchen in die Zeitlosigkeit erforscht.

Wir haben uns auch intensiv mit der Frage nach der Verantwortung eines Heilers auseinandergesetzt. Wir haben erkannt, dass wir durch das Geschenk der Empfängnis der *Reconnective Healing*-Erfahrung das ultimative Heilungsinstrument sind. Und dass wir Beobachtung, Zeugenschaft, Freiheit, Gewahrsein und Liebe sind.

Wir haben gelernt, uns selbst als inspirierenden Katalysator in einer dynamischen Dreiheit zu sehen. Und dass eines der größten Geschenke, die wir uns selbst machen können, in der Bereitschaft besteht, die Reinheit der Unschuld zu bezeugen.

Wir haben über die elegante Einfachheit des technikfreien Heilers gesprochen und darüber, dass dazu die Offenbarung deines inneren Wesens, die Harmonie deiner Präsenz *in* deiner Präsenz gehört. Das Einzige, was uns von der eleganten Verkörperung des Heilers trennt, ist die Angst. Wir haben herausgestellt, dass die Verwundbarkeit, eine natürliche Gegebenheit der Liebe, es uns ermöglicht, unsere Seele der Seele eines anderen Menschen zu offenbaren.

Wir haben herausgefunden, dass die Beseitigung von Symptomen nicht dasselbe ist wie die Wiederherstellung der Gesundheit, dass jedoch die Wiederherstellung von Gleichgewicht und Gesundheit wahrscheinlich die Linderung von Symptomen mit sich bringt.

Und wie wir festgestellt haben, besteht die Rolle des Heilers darin, die Tür zu öffnen, und die Rolle des Empfängers, den Mut zu haben, durch diese Tür zu gehen.

Wir haben erfahren, dass *Reconnective Healing immer* funktioniert, manchmal in der Form, die man sich gewünscht hat, manchmal in einer Form, die man sich nicht erträumt hat, und manchmal in einem Ausmaß, das man sich vorher nicht vorstellen konnte. Diese Erkenntnis hat uns große Erleichterung geschenkt.

Die Erkenntnis, dass wir das Umfeld und die Atmosphäre sind, es keine äußeren Anforderungen, keine Voraussetzungen oder äußeren Ressourcen gibt, die eine Heilung wirksam oder unwirksam machen, sie zuwege bringen oder zunichtemachen können oder die uns als Heilungsvermittler bestätigen können oder eben nicht, hat uns einen einfachen Zugang ermöglicht.

Wir haben gelernt, dass wir Heilungen nicht nach dem Ergebnis beurteilen können, das wir oder andere als Ergebnis zulassen. Und dass wir dafür geschaffen sind, Empfänger zu sein.

Wir haben erkannt, dass Selbstanerkennung die einzige Anerkennung ist, die zählt, und dass es sehr menschlich ist, ein Heiler oder eine Heilerin zu sein.

Übung 7:
Die Frequenzen in den Alltag bringen

Nun, da die *Reconnective Healing*-Frequenzen von *Energie, Licht & Information,* die dir jetzt besser als *ES* bekannt sind, dich kraftvoll durchströmen, geht es darum, sie in deinen Alltag zu bringen. Gewahrsein ist natürlich sowohl inhärent als auch zwingend erforderlich – Gewahrsein, wenn du stehst, Gewahrsein, wenn du sitzt, Gewahrsein, wenn du dich bewegst, Gewahrsein, wenn du einfach nur gehst. Aber auch Gewahrsein, wie du *bist.* Gewahrsein ist nicht auf unser kognitives Gewahrsein beschränkt. Gewahrsein ist überhaupt nicht begrenzt. Und wenn Gewahrsein nicht auf etwas beschränkt ist, dessen wir uns bewusst sein müssen, und wir deshalb die Tatsache übersehen, dass Gewahrsein das ist, was wir sind, bewusst oder nicht – wie bringen wir es dann in unser tägliches Leben? Denke einmal darüber nach: Können wir etwas in unser tägliches Leben bringen, *wenn es bereits da ist?*

Diese Frage macht ein ganzes Fass an theoretischen Fragen auf: Wie können wir etwas in unser tägliches Leben bringen, wenn wir uns dessen gar nicht ursprünglich bewusst sind? Vielleicht geht es nicht so sehr darum, etwas in unseren Alltag zu bringen, sondern vielmehr darum, unsere kognitive Aufmerksamkeit auf dieses Etwas zu lenken.

Und das setzt voraus, dass dieses Etwas überhaupt ein Etwas, also etwas Dingliches ist. Was ist, wenn das »Ding«, auf das wir unsere Erkenntnis lenken, das Bewusstsein *an sich* ist? Das Sein *an sich?* Und deshalb »kein Ding« ist. Überhaupt nicht.

Manchmal richten wir beim Gehen unser ganzes Gewahrsein auf die Frequenzen in unseren Händen und lassen sie von den Frequenzen ganz leicht in Bewegung versetzen. Ein anderes Mal bringen wir kognitives Gewahrsein gerne in den Kopf. Das ist unser ganz persönliches kleines, geheimes Spiel mit dem Gewahrsein (nachdem in diesem Buch davon die Rede ist, ist es natürlich kein Geheimnis mehr). In diesem kognitiven Gewahrsein stellen wir fest, dass wir anders gehen und uns anders bewegen, dass sich unser Schwerpunkt neu ausrichtet. Wir sitzen und stehen anders, mit mehr Leichtigkeit und Gleichgewicht, mehr im Fluss. Manchmal, wenn wir sitzen, vielleicht in einem Auto oder an unserem Arbeitsplatz, bemerken wir, dass sich unser kognitives Gewahrsein auf die Frequenzen richtet, und wir beobachten, wie sie spielen, vibrieren und sich bewegen. Wir spüren diese Frequenzen in den Innenohren und um die Augen herum. Manchmal schließen wir die Augen und beobachten, wie sich eine sanfte, unwillkürliche Bewegung einstellt. Und wenn wir nach einer Minute oder so die Augen wieder aufmachen, bemerken wir die Helligkeit und Klarheit der Farben und der Sicht. Eine unglaubliche Erfahrung!

Aber irgendwann gleitet unsere Aufmerksamkeit woanders hin. Sind *Energie, Licht & Information* also verschwunden? Abgeschaltet? Irgendwohin gegangen? Irgendwo anders hin? Gibt es überhaupt ein »Wohin«, wohin sie gehen können? Oder ist das *ES*, das *Energie, Licht & Information* ist, die Existenz an sich, das allgegenwärtige Vorher-Jenseits, immer präsent, weil es Präsenz *ist*? Und lassen wir deshalb nur zu, dass unsere kognitive Aufmerksamkeit in den Fokus kommen und ihn wieder verlieren kann? Vielleicht ist es an der Zeit, die Frage nach dem »Wie« loszulassen und stattdessen das »Was« zu beobachten, damit wir das *IST* erkennen können. Unser *IST*.

Bei dieser Übung geht es um unser Sein, unsere Präsenz, unser Gewahrsein, und deshalb ist kein absichtlicher Fokus erforderlich. Keinerlei Absicht. Und da wir keine Absicht hegen, haben wir auch keine Angst. Keine Angst davor, es richtig oder falsch zu machen. Keine Angst davor, die gewünschten Ergebnisse zu erzielen oder nicht. Keine Angst vor Verlust. Keine Angst vor Mangel. Keine Angst vor Begrenzung. Keine Angst vor der Nichtexistenz. Keine Angst vor diesen oder anderen Illusionen. Keine Angst. Keine. Die Persönlichkeit, das Ego, das Ich, sogar das kognitive Bewusstsein verschwindet. Doch das *ICH BIN – Das-Was-Ist – IST.* Es war vorher da. Es ist währenddessen da. Es ist auch danach da. Das kognitive

Bewusstsein kommt und geht, wie alles. Sein Erkennen kommt und geht. Die bewusste Wahrnehmung davon kommt und geht.

Unternimm also in diesem Sinne einen Spaziergang, eine Fahrt, eine Erkundung deines Lebens, deines Alltags, und entdecke dein immer präsentes inneres Wissen von, in und als das *IST. Das-Was-Ist.* Es ist dein Ausflug, solange du willst. Genieße ihn. Erfahre ihn. Werde die Erfahrung von *ES!*

Wenn dich jemand anspricht, kannst du der Person antworten oder sie in ein Gespräch verwickeln oder auch nicht. Es ist deine Entscheidung. Wenn dein Telefon klingelt, kannst du ruhig rangehen, sofern du das denn möchtest. Wenn deine Aufmerksamkeit beim Spaziergehen abschweift und sich auf die Schönheit der Landschaft oder einen Duft in der Luft richtet, lass sie schweifen. Wenn du dich plötzlich daran erinnerst, dass deine Aufmerksamkeit auf den Schwingungen oder Empfindungen lag, die du wahrgenommen hast, und sie plötzlich nicht mehr in deinem kognitiven Gewahrsein davon sind – wunderbar. Lass dich *in* und *als* das Gewahrsein gleiten, das du bist, und beobachte, wie dein kognitives Gewahrsein dieser Empfindungen kommt, geht und wieder zurückkehrt. Es ist nur dein kognitives Gewahrsein davon.

Energie, Licht & Information IST – genau wie du. Du bist *Das-Was-Ist.* Es ist nur eine Illusion, dass *Energie, Licht & Information,* Gott, die Liebe und die Intelligenz des Universums, das Sein – wie immer du es nennen willst – und du *endlich* sind.

Diese Übung lässt die Illusion offenbar werden und lässt sie verschwinden.

Bitte kläre für dich die folgenden Fragen mit Gedanken, möglichen Antworten, Erläuterungen, Ideen usw., so gut du kannst:

1. Was habe ich in diesem Kapitel gelernt?

2. Was habe ich bei dieser Übung entdeckt?

3. Welche Ideen sind neu für mich?

4. Welche Ideen sind anders, als ich dachte?

5. Welche Ideen ziehe ich jetzt in Erwägung?

6. Welche Ideen fühlen sich für mich am natürlichsten an?

7. Mit welchen Ideen oder Konzepten habe ich die größten Schwierigkeiten bzw. welche sind für mich am schwersten zu akzeptieren?

8. Mit welchen Ideen oder Konzepten habe ich die größten Schwierigkeiten bzw. welche finde ich am schwersten zu verstehen?

9. Welche meiner früheren Überzeugungen und Vorstellungen sind für mich am schwersten loszulassen und aufzugeben?

10. Welche Ideen und Konzepte empfinde ich als besonders befreiend und ermächtigend?

11. Was konnte ich durch meine Bereitschaft, nichts zu wissen, bereits entdecken? Was bin ich dadurch schon geworden?

12. Was könnte ich durch meine derzeitige Bereitschaft, nichts zu wissen, in Zukunft entdecken? Was könnte ich dadurch werden?

Falls du keine Antwort auf manche der obigen Fragen findest oder dir einfach die Worte fehlen, hilft dir vielleicht das nachstehende, von uns entwickelte Modell beim Ausfüllen der Lücken:

Ich bin mir nicht sicher, ob ich das weiß, aber wenn ich es wüsste, könnte die Antwort lauten:

....

Mir fehlen die Worte, um es zu erklären, aber wenn ich die Worte hätte, würden sie vielleicht so lauten:

....

Mir fehlen die Worte, um es zu beschreiben, aber wenn ich die Worte hätte, wären es vielleicht diese:

....

Es gibt viele Dinge, die wir als gegeben akzeptieren, weil unsere Augen sie als solche sehen. Das ist die Grundlage für den Großteil der heutigen Wissenschaft. Und es ist sehr logisch. Wir sehen Entfernungen und nehmen sie deshalb als gegeben hin. Wir sehen Uhren und Kalender und akzeptieren die Zeit als gegeben. Zeit, Raum, Distanz. Wir sehen jetzt und damals, dich und mich, hier und dort. Und damit unsere linearen Perspektiven den Dingen einen Sinn geben, bauen wir unsere Theorien unhinterfragt um sie herum. Eine nichtwissenschaftliche Basis für das, was wir als Wissenschaft akzeptieren. Worauf stützen wir die Illusion des Getrenntseins, wo doch unsere Worte die Einheit propagieren, das Einssein von allem und jedem?

Das Feld, natürlich. Das Nullpunkt-Feld. Dadurch bleiben unsere Wahrnehmungen von Zeit und Raum intakt, ohne dass wir sie als Illusionen der Perspektive erkennen müssen, wenn sie sich als solche erweisen. Senden. Übertragen. Über ein Feld als Medium. Alles scheint einen vollkommenen Sinn zu ergeben. Wie Wolken, die über den Himmel ziehen. Alles offensichtlich und akzeptiert von dem Moment an, als wir geboren wurden und unsere Augen öffneten. Wie könnte jemand auch auf die Idee kommen, infrage zu stellen, was wir sehen und fühlen, worauf wir unsere Gesellschaften gegründet haben. Handel? Ackerbau? Wann soll ich zum Abendessen kommen?

Und wenn es nun bei der Wiederverbindung, dem »*Reconnecting*«, nicht darum geht, »wieder« in Verbindung zu kommen? Wenn es gar nicht darum gehen kann, wieder in Verbindung zu gehen? Wenn eine erneute Verbindung nicht möglich ist, *weil wir schon immer verbunden waren? Weil wir immer und nur eins waren?*

Was wäre, wenn es nicht darum geht, vorwärtszugehen? Darüber hinauszugehen? Wenn es um die *Rückkehr* geht? Die Rückkehr zum Vorher-Jenseits? Was, wenn *das* unsere

Heilung ist? Was wäre, wenn es bei der Heilung um die Anerkennung dessen geht, was IST? Was *immer* gewesen ist und *immer* IST? Nicht das, was war, sondern das, was *IST?* Das Unendliche?

Was wäre, wenn das Entdecken dieses Lichtes in uns, dieses inneren Wissen, die Rückkehr zum Vorher-Jenseits, nicht nur eine Chance für uns ist, sondern auch eine Lebensaufgabe, eine Mission, eine Verantwortung, die uns mit verantwortungsvoller Integrität angeboten wird; die Chance, das Geschenk der Erkenntnis, wer wir sind, *jedem fühlenden Menschen auf diesem Planeten* zu bringen?

Was wäre, wenn die nächste Stufe der menschlichen Evolution von *dir* abhängt? Wenn das Universum auf *dich* schaut?

Die Antworten können in der Erkenntnis gefunden werden, dass du Teil eines Prozesses bist, der hier im unendlichen Ausmaß der Allgegenwärtigkeit ist.

Empfehlungen zum Abschluss

1. Bitte lies noch einmal den Abschnitt »Bevor du weiterliest ...« vor Kapitel 1.
   Dann lies dir nochmals deine Antworten auf die Bitte durch, alles aufzuschreiben, was du im Hinblick auf Heilung fühlst, glaubst oder weißt. Lies deine Antworten noch einmal durch. Entsprechen sie dem Menschen, der du heute bist? Bitte ändere sie entsprechend deinem heutigen Verständnis ab. Aber denk daran, nichts von dem, was du aufgeschrieben hast, zu löschen oder anderweitig unleserlich zu machen.

2. Lies die Antworten, die du ursprünglich auf die Fragen am Ende eines jeden Kapitels aufgeschrieben hast, noch einmal durch. Entsprechen sie dem Menschen, der du heute bist? Ändere sie bitte entsprechend deinem heutigen Verständnis. Denke daran, nichts von dem, was du aufgeschrieben hast, zu löschen oder anderweitig unlesbar zu machen.

3. Wiederhole die Schritte 1 und 2 in drei Monaten, sechs Monaten, neun Monaten, zwölf Monaten und in jedem nachfolgenden Jahr für die nächsten fünf Jahre oder länger, wenn du ein umfassenderes Bild deiner laufenden Entwicklung erhalten möchtest.
   Bring im Lauf der Zeit immer wieder deine Antworten auf den neuesten Stand, denn sie werden sich wahrscheinlich ebenso wie du mit der Zeit weiterentwickeln. Bitte vergiss nicht, jedes Update mit einem Datum zu versehen, damit du Rückschau halten kannst und erkennst, welche Fortschritte du gemacht hast, wenn du deine Aufzeichnungen zu einem späteren Zeitpunkt durchliest. Vielleicht wirst du wie etliche andere feststel-

len, dass der Neujahrstag, dein Geburtstag oder ein anderes wichtiges Datum in deinem Leben ein guter Zeitpunkt für diesen Rückblick ist. Denke daran, nichts von dem, was du aufgeschrieben hast, zu löschen oder anderweitig unleserlich zu machen.

Es wird dir Freude bereiten, deine Notizen in Zukunft noch einmal zu lesen. Wahrscheinlich wirst du es nicht nur wertvoll, sondern auch interessant und höchst aufschlussreich finden, deinen persönlichen Entwicklungsprozess zu beobachten und zu verfolgen.

4. Öffne deinen Kalender und markiere die Termine, an denen du deine Antworten noch einmal überprüfen willst, um deine weitere Transformation und Entfaltung zu unterstützen und festzuhalten. Mach bei allen Daten eine Notiz dahingehend, dir deine Gedanken dazu noch einmal anzuschauen. Natürlich kannst du auch in kürzeren Abständen oder wann immer dir danach zumute ist, eine solche Rückschau halten.

   Wir empfehlen dir, diese Daten nicht nur in deinem Kalender zu markieren, sondern sie auch hier in diesem Buch zu notieren und sie dir in Erinnerung zu rufen, wenn du das Buch wieder zur Hand nimmst.

   Wir möchten dich dazu ermutigen, bei jeder erneuten Lektüre dieses Buches und bei jeder Durchsicht deiner Notizen auf dein Leben zurückzublicken und aufzuschreiben, was sich für dich verändert hat. Was hat sich in deinen wichtigen familiären und anderen Beziehungen verändert, ebenso in deinem beruflichen Umfeld, hinsichtlich deines finanziellen Wohlstands, auf deinem Lebensweg usw.?

   Falls du den Zusammenhang zwischen diesen Veränderungen und dem, was du durch die Lektüre dieses Buches empfangen und erfahren hast, noch nicht erkannt hast, stehen die Chancen gut, dass das bald passieren wird.

Datum von heute aus gerechnet:

3 Monate: ....

6 Monate: ....

9 Monate: ....

12 Monate: ....

24 Monate: ....

36 Monate: ....

48 Monate: ....

60 Monate: ....

Lies dieses Buch ... mindestens dreimal!

Du hast »*Der direkte Weg zur Heilung*« nicht wirklich gelesen, bis du es dreimal gelesen hast. Wie du bereits festgestellt hast, ist es auf unendlich vielen Ebenen geschrieben, und bei jeder Lektüre gibt es mehr zu enthüllen. Weitere Erkenntnisse – *Energie, Licht & Information* – warten auf dich. Lies es also noch einmal. Dann lies es noch einmal.

Schreibe in diesem Buch. Markiere mit Leuchtstift Stellen, die dir besonders wichtig sind. Überprüfe es. Es gibt mehr. *Sehr viel* mehr.

Teile dieses Buch!

Wenn du *»The Reconnection: Heile andere, heile dich selbst«* bereits gelesen und geteilt hast, wirst du dich gezwungen sehen, *»Der direkte Weg zur Heilung«* anderen mitzuteilen. Für alle, die sich für Bewusstsein, Erleuchtung und Evolution interessieren, für alle, die eine Familie oder Freunde haben, für alle, die einfach »nur« lieben, ist *»Der direkte Weg zur Heilung«* eines der größten und wertvollsten Geschenke, die man geben oder bekommen kann. Ein Geschenk der Präsenz, ein Geschenk des Empfangens, ein Geschenk der Unendlichkeit.

Wenn du dich also entscheidest, (d)ein Exemplar dieses Buches weiterzugeben: Was du tust, ist, die »Stränge« wieder zu verbinden. Was du tust, ist das Wiederverknüpfen von »Fäden«. Was du tust, ist, *Energie, Licht & Information* auf den Planeten zu bringen.

Notizen

Notizen

Notizen

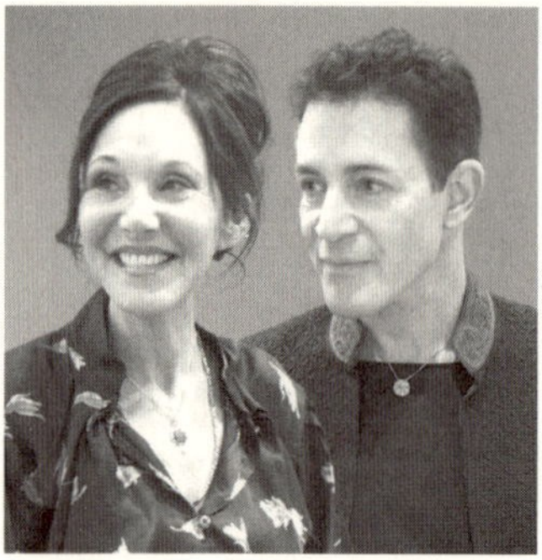

Dr. Eric Pearl führte 12 Jahre lang eine sehr erfolgreiche chiropraktische Praxis, als seine Patienten eines Tages von Heilungen berichteten, weil Eric einfach seine Hände in ihre Nähe hielt. Die Heilungen traten in unerwarteter Form und Weise auf. Diese tiefgreifenden Erfahrungen waren der Beginn einer Erforschung dessen, was als *Reconnective Healing* bekannt ist. Eric gründete *The Reconnection,* um die Gaben und die Sprache dieser Intelligenz weiterzugeben und andere darin auszubilden, das weiterzugeben, was die Wissenschaft heute als die *Reconnective Healing*-Frequenzen von *Energie, Licht & Information* bezeichnet.

Im Jahr 2012 begann Eric mit seiner Lebenspartnerin **Jillian Fleer,** Director of Insight & Development und Co-Instructor, zu praktizieren. Sie haben *Reconnective Healing* zu einem internationalen Programm mit Live-Veranstaltungen, Kursen und Trainingsprogrammen in mehreren Sprachen ausgebaut. Ihre Arbeit hat sie in über 100 Länder und unzählige Kulturen geführt und Millionen von Menschenleben beeinflusst. Ihr Wunsch ist, dass alle Menschen Zugang zu diesem umfassenden Ansatz und zu der Fähigkeit erhalten, sich selbst und andere zu heilen.

Eric ist in der »Dr. Oz Show«, auf CNN und in der »*New York Times*« aufgetreten und hat Vorträge bei den Vereinten Nationen und im Madison Square Garden gehalten.

Sein international meistverkauftes Buch, »*The Reconnection: Heal Others, Heal Yourself*« [dt. Ausg.: »*The Reconnection: Heile andere, heile dich selbst*«], ist in 40 Sprachen erhältlich.

Erfahren Sie mehr unter www.DrEricundJillian.de
und unter TheReconnection.com